図説
高血圧診療概論
と
家庭血圧に基づく
高血圧診療支援システム

デジタル演習つき

今井 潤

ライフサイエンス出版

緒　言

　著者は 1971 年大学を卒業し、秋田県本荘市にある由利組合総合病院で初期研修を行いました。当時の秋田県は高血圧、それも重症高血圧の有病者が多く、また脳卒中、ことに脳出血は日本の中で最も高い発症率を示していました。そうした現場での初期研修という経験は、高血圧がいかに恐ろしい疾病であるかを強烈に示してくれるものでした。当時、脳出血は壮年者での発症が多く、40 代、50 代の肉体的には壮健な人に発症し、急性期に死亡する人も多かったのですが、死には至らず、重症の運動障害、意識障害で何年も寝たきりの状態が続き、患者さん達は一部屋 20 人も入る大きな病室に並んで臥床していたのです。その人達の病態は不可逆的で、壮年での発症が故に全く悲惨な状況が何年も続いていたのです。

　由利組合総合病院は、全国の"農村医学"研究の中心的な病院であり、当時の和泉昇次郎院長や伊藤政志副院長が中心となり、高血圧、脳卒中の疫学的研究を盛んに行っておりました。私も初期研修医の一人として、その疫学研究に参加いたしました。そこで学んだことは、高血圧に対する医療は、予防医学であるということでした。いかに高血圧が脳卒中の発症と深い関係にあるかを実感し、高血圧を克服できれば、脳卒中が予防されるであろうということも強く示唆されました。

　大部屋にずらりと横たわった回復不能な壮年男女の患者さんをみて、一時は脳神経内科に進もうかとの考えもよぎったのですが、こうした不可逆的で悲惨な状況を目の当たりにし、恐ろしくてとても脳神経内科に歩みを進めることができませんでした。そこに著者の全く個人的な高血圧に関するトラウマとなった過去の出来事も加わり、将来高血圧症を専門とする医師になる道を選びました。

　この由利組合総合病院の疫学研究の中で、特に印象的なこととして、疫学研究への自己測定血圧の実践応用がありました。当時のことですから、水銀血圧計と聴診器を家庭に配布し、測定のトレーニングを行って住民が血圧を自ら計り記録するというものでしたが、1970 年代初頭にすでにこれが行われていたということは、驚嘆に値することです。その計測の結果がどのように報告されたかは不明なのですが、血圧の自己測定という概念が、その後の私の高血圧研究、臨床の礎となったことは間違いありません。今さらながら由利組合総合病院の研究者、臨床家達の先見性と実践に敬意を表したいと思います。

　その後、大学や留学先での循環器生理学・薬理学研究を経て、高血圧研究を開始いたしました。家庭血圧との邂逅は、吉永馨教授率いる東北大学第二内科での臨床薬理学的研究でした。サイアザイド系利尿薬の降圧作用を家庭血圧を用いて定量化するという仕事でした。この研究を通して、家庭血圧測定がいかに安定した血圧情報をもたらしてくれるかの確信を得ました。そして高血圧臨床に当時出始めた電子血圧計を導入し、高血圧の診断と治療における家庭血圧の優秀さを確信したのですが、この頃は

家庭血圧による高血圧の診断基準、降圧目標基準は皆無であり、家庭血圧の真価は発揮できない状態が続いておりました。そんな折、東北大学第二内科の同門会の席で、同級生であり、当時既に岩手県大迫町にある岩手県立大迫病院の院長に就任していた永井謙一医師から地域医療に関する相談を受けました。当時、大迫町では高血圧の頻度も高く、脳卒中の発症・死亡もたいへん多く、永井院長はこれに対しどのように対処すべきか頭を悩ませ、何か良い方法はないだろうか、ということでした。

　私は即座に「住民による血圧の自己測定」を提案いたしました。当時若かった著者は、何も恐れることなく、オムロンライフサイエンス社（現オムロンヘルスケア社）に研究の協力を依頼したところ、驚くべきことに300台の自動血圧計が提供されたのです。一方、大迫地域住民の高血圧、脳卒中に対する危機意識は高く、また若手の前向きな大迫町保健師達と行政の支援を受け、家庭血圧測定事業は開始されました。その後35年間、今日に至るまで様々な障碍や出来事もありましたが、大迫地域住民は家庭血圧を測定し続けてまいりました。

　その間、家庭血圧測定と同時に脳心腎血管合併症にかかわる様々な生態指標、病態指標の検索を取り入れ、家庭血圧と脳心腎血管障害との関連を観察してまいりました。その結果、家庭血圧が（外来血圧に相当する）検診時の随時血圧に比べ、脳心腎血管病の予後予測能が明らかに高いことを見い出しました。そしてそのデータから家庭血圧の高血圧閾 135/85 mmHg 以上を設定し、報告いたしました。こうして家庭血圧の高血圧基準を提示することができたのですが、次に必要なことは、家庭血圧による降圧目標レベルの設定です。そこで2001年、家庭血圧を用いた降圧薬の前向き介入試験 Hypertension Objective Treatment Based on Measurement by Electrical Devices of Blood Pressure（HOMED-BP）Study を開始いたしました。この研究には全国500人の医師が3500人の軽中等症高血圧患者を登録し、厳格血圧管理と通常血圧管理2群、カルシウム拮抗薬、アンジオテンシン変換酵素（ACE）阻害薬、アンジオテンシンⅡ受容体拮抗薬（ARB）3群の予後に及ぼす効果が比較検討されました。平均5.3年、最長10年の追跡の介入観察分析の結果ですが、家庭血圧を130/75 mmHgまで降下させると、5年の脳心血管病イベント発症リスクが1%になり、この発症率は通常のコホート観察研究のイベント発症リスクの1/5であることが示されました。またJ型関係はなく、それ以上の降圧ではより大きなリスク減少が期待されました。この結果は、家庭血圧を用いて軽中等症高血圧に対する降圧薬療法の劇的効果を示した、世界で初めてのものとなりました。

　こうした大迫研究、HOMED-BP研究の成果は、世界保健機関（WHO）、米国合同委員会（JNC）、欧州高血圧学会（ESH）、日本高血圧学会（JSH）などの家庭血圧高血圧基準、降圧目標基準設定の大きな根拠の1つとなったわけです。

何故大迫研究が35年間継続されたのかをよく聞かれます。それに対し、大迫研究では研究の成果を住民、医療機関にフィードバックし続けたことによるのではないかと答えています。事実、大迫研究の研究者達は研究の進行と並行し、岩手県立大迫病院から規模を大幅に縮小し無床診療所となった大迫地域診療センターにおける高血圧診療を担当してまいりました。大迫研究でスクリーニングされ、大迫地域診療センターで高血圧管理を受けている地域住民の家庭血圧正常値 (135/85 mmHg 未満) 達成率は90％を超え、また降圧目標 (125/75 mmHg) 達成率は70％以上と、これまで報告されている日本の標準的降圧目標達成率に比べ圧倒的に高い降圧率を得ております。

　家庭血圧導入以降の大迫住民の脳心血管病の推移を見ますと、これまで非常に高かった脳卒中の発症率は、ことに男性では20年間で1/2に減少しております。また総死亡率も近隣5町村の中で唯一減少し、医療費の伸びも近隣5町村の中で最低となっております。

　これらのことを勘案すると、家庭血圧に基づき、日本高血圧学会のガイドラインの推奨する降圧目標達成のための厳格な降圧薬療法を継続すれば、少なくとも脳血管障害の予防は大いに期待されるであろうということです。

　ひるがえって、本邦において検診制度、保健医療制度は充実し、これ程多くの優秀な降圧薬が存在するにもかかわらず、高血圧有病者の1/3以上は高血圧診療を受けず、また受けたとしてもその半分以上は降圧目標に達していないという高血圧パラドックスが厳として存在します。

　この高血圧パラドックスの存在が、現状において脳心腎血管病の発症・死亡率減少の頭打ち、あるいは高齢期に至っての脳卒中、心不全、腎硬化症の増加につながっていることは疑いありません。また、若壮年期での高血圧パラドックスの存在は、その後の認知機能障害、認知症発症という最も今日的な疾病構造、社会現象に深く関係しているものと言わざるを得ません。

　では、この高血圧パラドックスをいかに克服するか、本書の第1章にそれを詳述いたしました。結論の一端として、著者の50年以上の高血圧診療・研究の経験と、大迫研究、HOMED-BP研究の成果などから家庭血圧を用いた高血圧スクリーニング、家庭血圧の高血圧診療への導入をもっと進めることが高血圧パラドックス克服につながる最も良い方策であろうということです。

　著者等が行いました家庭血圧に対する本邦の医師の意識調査によれば、大多数の臨床医はすでに外来血圧に対する家庭血圧の優位性を認識していました。ところが、家庭血圧の高血圧基準を正確に認識している臨床家は、そのうち1/3にすぎず、正しい家庭血圧についての認識はまだまだ低いということが確認されております。従って、家庭血圧の真の価値に関する教育、情報発信は、まだまだこれからやっていかなけれ

ばならいと考えております。

　家庭血圧測定で何故血圧コントロールが改善し、脳心腎血管病発症が抑制されるか、これには多くの要因が関与していると思われますが、最も大きな要因は医療者、患者さんの高血圧に対する意識の改善にあると思われます。医療者の意識の改善は、今、最も高血圧診療上の焦点となっている診療イナーシャ（怠慢）の克服につながります。一方、患者さんの意識改善は、降圧薬服薬忍容性の改善、受診忍容性の改善につながります。また家庭血圧を介した医師-患者関係の改善も重要な要因です。いずれにせよこれらの事象は患者さんが自分の血圧を測り、自分の血圧の状態を把握・自覚することにはじまります。ですから、患者さんが自らの血圧を測定すること、医師が患者さんに自らの血圧を測定させることが出発点となると考えます。日常の高血圧診療の基本を家庭血圧におくことが早道と考えます。

　とはいえ、高血圧診療をカバーする医師達の専門領域は、たとえ内科とはいえ幅広く、ましてや他科の臨床医の高血圧診療への参加を考えれば、家庭血圧に基づいた高血圧診療を行うことはそう容易なことではないと思われます。

　そこで本書の第2章では家庭血圧による高血圧診療のためのシステムに関するソフトウェアとその解説を掲載いたしました。本書の第2章に示したサイトにアクセス後、家庭血圧と患者の基本情報を入力、蓄積することで高血圧診療の適性化を進めるための高血圧診療演習システムです。

　このシステムは基本的には、日本高血圧学会の「高血圧治療ガイドライン2019」の診断・治療の方針を家庭血圧にあてはめて作られておりますが、随所に著者の50年以上にわたる高血圧診療の経験に基づく判断を取り入れております。従って、これはあくまでDr. 今井の高血圧診療支援システム"演習"であり、このシステムでの判断をすべて踏襲して高血圧診療を奨めるというものではありません。あくまで最終的な判断は、本書の読者ということになります。もしも、著者の判断に賛同できるとしたら、本システムの判断に従い、高血圧診療を進めることも可能と著者は考えます。

　緒言としては長広舌となりましたが、本書が高血圧診療への家庭血圧の導入と、本邦における高血圧パラドックスの理解とその克服のために少しでも貢献できることがあれば、著者の望外の喜びとするところです。

2024年10月

今井　潤

目　次

第1章　図説　高血圧診療概論
序 ··· 11
1. 高血圧パラドックス（hypertension paradox） ······································· 11
2. 服薬アドヒアランス/コンプライアンス ·· 11
3. 診療イナーシャ（clinical diagnostic and therapeutic inertia） ··················· 12
4. 治療抵抗性高血圧（treatment resistant hypertension） ··························· 13
5. 不応性高血圧（refractory hypertension） ·· 14
6. 難治性高血圧（intractable hypertension）と二次性高血圧 ························ 14
7. 服薬アドヒアランス/コンプライアンス、治療イナーシャの改善と白衣高血圧の診断 ··· 15
8. ポリファーマシー（polypharmacy）とポリピル（polypill） ······················· 15
9. 降圧薬療法の進歩と高血圧パラドックス ·· 16
10. 残余リスク（residual risk） ··· 17
11. 高血圧の早期発見、早期治療 ··· 18
12. J型関係 ·· 20
13. 心血管病リスク、血圧レベルによる降圧 ·· 25
14. 診察室外血圧測定 ··· 26
15. 家庭血圧導入の効果 ·· 38
16. 過疎地域における高血圧医療の実態 ··· 39
17. 高血圧医療の将来と家庭血圧の応用 ··· 40

第2章　家庭血圧に基づく高血圧診療支援システム演習

Dr.今井の高血圧診療支援システムの概要
1. 家庭血圧に基づく高血圧診療支援システム開発の背景 ······························ 47
2.「Dr.今井の高血圧診療支援システム」汎例 ·· 47
3. 血圧測定と血圧値入力 ·· 48

Dr.今井の高血圧診療支援システム（演習）の実際
1. システムを使用するにあたって ··· 53
2. 高血圧診療支援システム運用の手引き ·· 53
　　Ⅰ. 支援システムのプログラムアップロードとログイン ···························· 54
　　Ⅱ. 新患の登録と診療の進行 ··· 54
　　Ⅲ. 再来の登録と診療の進行 ··· 59
　　Ⅳ. 再来、過降圧に陥った場合 ·· 63
　　Ⅴ. 新患、再来で妊娠している女性の場合 ·· 65
　　Ⅵ. 新患、心腎合併症のある未治療高齢者の場合 ···································· 66

第1章
図説 高血圧診療概論

- 紙数の関係上、本文中の「図S1〜図S134」はスマートフォン、タブレットを用いて右のQRコードから参照して下さい。QR図が参照できない場合でも、本書を理解する上で必要な図表はすべて本書籍内に収載されています（図1〜図100）。
- 書籍内の第2章に収載されている「図62〜図100」に関しては、右のQRコードから参照いただけます。
- 図を参照するために必要なID、パスワードは、「ID：lsp、パスワード：drimai」です。

序

　現在本邦においては、約4000万〜5000万人の高血圧患者さんがいると推定されている。そのうち、降圧薬服用者が約3000万人と推定され、その1/3は、まずは140/90 mmHg未満に血圧がコントロールされていると考えられているが、残り2/3は降圧治療を受けていないか、コントロールが不十分であると推定されている（図1）。

　今日、降圧目標が診察室血圧で130/80 mmHgとかつての正常高値未満となっていることから、実に降圧薬服用者の70％近くは、降圧不十分な状況（図2）にあると考えられる。

　事実、Japan Arteriosclerosis Longitudinal Study（JALS）の2019年の報告によれば、25地域コホート、7職域コホート11万1000人の分析で、降圧薬服用者中130/80 mmHg未満の降圧目標達成率は21.3％であった（図S1）。また、九州の一都市の調査で、降圧薬服用者の30.7％しか130/80 mmHg未満に到達していないとの報告もある（図S2）。こうした低い降圧目標達成率は本邦のみならず、欧米からも報告されている。米国の国民栄養調査（NHANES）2015-2018の調査によると、高血圧人口1億1160万人中、9170万人が降圧薬療法を受けており、このうち23.9％（2360万人）のみが、130/80 mmHg未満であり、73.9％は、降圧目標に達していなかった（図S3）。米国では、この降圧目標達成率は、改善するどころか、近年では漸減しているという（図S4）。

1. 高血圧パラドックス（hypertension paradox）

　今日、高血圧の診断技術や公衆衛生学的介入の著しい進歩にもかかわらず、推定される高血圧有病者の43％は未受診/未治療であり、また降圧薬療法の著しい進歩にもかかわらず、降圧薬療法受療者の73％が140/90 mmHg未満を達成していないという矛盾した状況は高血圧パラドックスと呼ばれている。

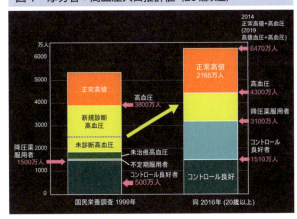

図1　厚労省：高血圧人口推計値（20歳以上）

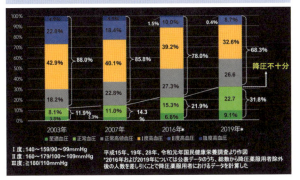

図2　厚労省：降圧薬服用者の血圧管理状況

図3 「飲まぬ薬は効かず」

Drugs don't work in patients who don't take them' (C. Everett Koop, MD, US Surgeon General, 1985)
Lindenfeld J, Jessup M. Eur J Heart Fail. 2017;19:1412-1413.

「飲まぬ薬は効かず」

　なぜ、このように降圧目標未達成者が多いのだろうか。WHO2003年のステートメントなどでは、血圧コントロール不全の最大の要因は、服薬アドヒアランスの欠如、コンプライアンスの低下であることが指摘されている（図S5）。"飲まぬ薬は効かず"ということにつきるわけだ（図3）。

2. 服薬アドヒアランス/コンプライアンス

　アドヒアランス/コンプライアンスの低下は、不十分な血圧コントロールをもたらし（図S5）、心血管病の不良な予後に大きくかかわる（図S6）。これはまた医療費の増大につながることが知られ

図4 服薬アドヒアランスに影響する要因

1. 疾患の因子：診断、重症度、自覚症の欠如、仮面高血圧存在の認識欠如
2. 受診方法に関連する因子：アクセス、予約、受診時間など
3. 治療に関連する因子：治療法、期間、薬剤数、種類、服用頻度、用量、副作用など
4. 患者と医療関係者の関係：満足度、対話など
5. 一般的な患者因子：疾患に対する認識度、家庭血圧未測定、治療利益への認識欠如、認知機能、うつ病、健忘症など
6. 患者の社会心理的因子：メディア（fake news）、家族・友人関係、家庭生活など
7. 低所得、貧困、低教育（疾患認識度）、コスト（薬剤費、受診費）
8. 患者の心理学的因子：性格（猜疑性、攻撃性）、不安など
9. 医師の治療、診断イナーシャ（医師の認識不足、勉強不足）

図5 「診療イナーシャ」とは

Clinical inertia
"惰性的診療" "怠慢診療"

Diagnostic inertia
"無気力診断" "診断怠慢"
高血圧であることを積極的に見出そうとしない診療態度、降圧目標に達しないのに、何故達しないかを知ろうとしない診療態度

Therapeutic inertia
"惰性治療" "無気力治療" "治療怠慢"
高血圧であるにもかかわらず、治療を開始しない態度、降圧目標を達成していないにもかかわらず、治療を強化しない態度。降圧治療が惰性となり、適切な降圧治療の実践に怠慢であること。

ている（図S7）。実際のところ、降圧薬服用の低いアドヒアランス/コンプライアンスの率は、降圧薬服用者の30～50％と極めて高いことが報告されている（図S8）。

では、このアドヒアランスの低下をもたらす要因は何と考えられているのだろうか？（図4）。

そもそも一般的に高血圧の自覚症状は乏しいことがある。また近年では、ことに医療過疎地域では、医療へのアクセス、受診に問題が生じている。医療の側からみると、副作用を始めとする薬剤の問題もある。医療者から患者に対する情報提供不足や不十分な患者教育の問題もあるだろう。患者側の問題としては、高血圧症に関する認識、理解の欠如、降圧治療がもたらす利益に関する認識の欠如があるだろう。この背景には、フェイクニュースともいえる誤った、あるいは誇大な報道をする一部のメディアの存在があると思われる（図S9）。

メディア報道の服薬アドヒアランス/コンプライアンスへの影響については、スタチンやCOVID-19感染におけるレニン-アンジオテンシン系（RAS）阻害薬において報告されている（図S10）。

医療経済的問題、薬剤コストなどもアドヒアランス/コンプライアンスに大きな影響を与えると思われる。患者側の問題として、気になるのは、患者さんの猜疑性、攻撃性、不安の強い性格などがあるだろう。これ等には、今述べたメディアの報道や、希薄な医師-患者関係が関係すると思われる。最後に掲げたのが、イナーシャ（inertia）である（図4の9）。

3. 診療イナーシャ（clinical diagnostic and therapeutic inertia）

イナーシャはなかなか訳しづらい言葉なのであるが、本来は物理学の慣性という意味で、それを惰性、怠慢、無気力といった意味に使っている。少し言葉が強いが、著者は、怠慢を用いている。診断怠慢、治療怠慢という言葉になる（図5）。診断怠慢（diagnostic inertia）とは、高血圧であることを積極的に見出そうとしない、降圧目標に達しない理由を探ろうとしない診療態度といえよう。この中には、服薬アドヒアランス/コンプライアンス不良の探索や、その原因究明を積極的に行わないことも含まれる。

治療怠慢（therapeutic inertia）は、高血圧であるにもかかわらず、治療を開始しない態度、降圧目標を達成していないにも関わらず、治療を強化しない態度、降圧治療が惰性となってしまい、適切な降圧薬治療の選択が行われない、などがあるだろう。

近年、厚生省のデータベースからの分析が報告された。それによると、全保険請求書1億802万通のうち、高血圧の病名がついているものが2700万通、このうち、降圧薬処方を受けている対象が、90％であり、残り10％は高血圧の診断を受けながら処方を受けていないということになる（図S11）。何故このような乖離が生じるのだろう

図6 プライマリ・ケアにおける高血圧管理での診療イナーシャ
Ali DH, et al. J Hypertens. 2021;39:1238-1245.

オランダで高血圧における診療イナーシャの4個の要因
1 主治医が自分たちのやっている治療を過大評価している(21%)
　　"この血圧レベルで十分な降圧を得ている"という認識不足
　　"これ以上の降圧は過降圧"という誤判断
　　"この位の血圧レベルでいいのでは?"という妥協的認識
2 診察室血圧があてにならないからという評価(27%)
　　"白衣高血圧ではないか"という危惧
3 まずlife styleの適正化に努める(19%)
4 11%では患者が治療の増強を希望しない(11%)
その他の要因
　　服薬忍容性への主治医の無関心
　　ガイドラインに対する認識不足、無関心
　　仮面高血圧の存在に対する認識欠如

図7 治療抵抗性高血圧、不応性高血圧

- 治療抵抗性高血圧(resistant hypertension)
  3剤以上で降圧目標に達しない高血圧
  あるいは4剤以上で降圧治療を受けている高血圧
- 見たとこ治療抵抗性高血圧(apparent resistant hypertension)
  真正治療抵抗性高血圧(true resistant hypertension)
  ＋偽性治療抵抗性高血圧(pseudo resistant hypertension)
- 制御可能治療抵抗性高血圧(controlled resistant hypertension)
  抗アルドステロン薬を含めた5剤以上でコントロール可能な治療抵抗性高血圧
- 不応性高血圧(refractory hypertension)
  サイアザイド、抗アルドステロン薬を含む5剤以上でもコントロールできない高血圧

か。ここにイナーシャが関係しているのかもしれない。

　オランダで、このイナーシャの原因が考察されている（図6）。その考察に、太文字で示した著者の解釈を加えると、1つには、「主治医が自分達のやっている治療を、過大評価している」のではということである。この血圧レベルで十分な降圧を得ているという認識の誤り、これ以上の降圧は下がりすぎだという誤った判断、このくらいの血圧レベルでいいのではないかという主治医の治療に対する妥協的認識などである。私見であるが、ここには、服薬アドヒアランス/コンプライアンスへの主治医の無関心やガイドラインに対する認識不足、仮面高血圧の存在に対する、無関心、認識欠如もあるのではないかと推察される。

　その他、「自分の測っている外来血圧が信用できない」などという笑い話のような記述があるが、これは"白衣性高血圧ではないかという危惧"の現れだろう。"非薬物療法をだらだらと継続していく"、また"患者が薬を飲みたがらない"などといった要因もあげられている。

4. 治療抵抗性高血圧(treatment resistant hypertension)

　これまで、述べてきた服薬アドヒアランス/コンプライアンスあるいは治療イナーシャはともに、治療抵抗性高血圧という病態をもたらす要因になる。治療抵抗性高血圧の定義は、利尿薬を含めた3種の降圧薬を用いても降圧目標に達していない高血圧、あるいは、4種以上の降圧薬を服用している高血圧のことを言う（図7）。

　これまで治療抵抗性高血圧は、高血圧患者の9-33％に認められている（図S12）。それが真の治療抵抗性高血圧であるかはともかく、とにかく一見した時に、治療抵抗性高血圧であると判断されたものは、総称して、見たところ治療抵抗性高血圧(apparent resistant hypertension)と呼び（図7）、実際には治療抵抗性高血圧でないものは、偽性治療抵抗性高血圧(pseudo resistant hypertension)と定義されている（図7）。偽性治療抵抗性高血圧の要因は、様々考えられている。中でも最も関係するのが、低い服薬アドヒアランス/コンプライアンスと白衣性高血圧によってもたらされる偽性治療抵抗性高血圧である（図8）。

　治療抵抗性高血圧患者の30％以上は、低いアドヒアランス/コンプライアンスに起因していると考えられる（図S13）。

　また、治療抵抗性高血圧と見られる患者の高血圧の1/3は白衣性高血圧によるとの報告も多々ある（図S14）。従って、我々の見ている治療抵抗性高血圧の実に2/3は、偽性治療抵抗性高血圧である可能性がある。かつては、5剤以上でコントロールされない高血圧をすべて不応性高血圧(refractory hypertension)としたが、その後5剤

図8 治療抵抗性高血圧の要因

- 年齢
- 男性
- 黒人
- 血圧レベル
- 肥満
- 糖尿病 ─┐
- 運動不足 ─┴─ インスリン抵抗
- （原発性アルドステロン症の潜在）
- 食塩過剰摂取
- Framingham 10 y coronary risk > 20%
- CKD
- TOD
- OSA ─┬─ 交感神経系亢進 ─┬─ 体液貯留
       └─ aldosterone亢進 ┴─ 夜間体液口側への再分布
- 抗降圧作用薬（NSAIDs、アセトアミノフェン、経口避妊薬等）
- 低い服薬アドヒアランス/コンプライアンス（偽性治療抵抗性高血圧）
- 白衣性高血圧（偽性治療抵抗性高血圧）

以上の中に抗アルドステロン薬を入れるとコントロールされる高血圧が多く見出され、これは抗アルドステロン薬を含む5剤以上でコントロールされる制御可能治療抵抗性高血圧（controlled resistant hypertension）と定義されるようになった（図7）。

5. 不応性高血圧 (refractory hypertension)

今日、真の治療抵抗性高血圧の中でも、サイアザイド系利尿薬と抗アルドステロン薬を含む5剤以上の降圧薬の投与によっても十分な降圧の得られない高血圧を不応性高血圧（refractory hypertension）と定義している（図7）。4剤であれ、5剤であれ、これらの降圧薬でコントロールされる高血圧は、制御可能治療抵抗性高血圧と定義される（図7）。ただ5剤以上の降圧薬に反応しないということより、抗アルドステロン薬を含めた降圧薬5種以上の治療でもコントロールが難しい高血圧であることが不応性高血圧の定義になる。サイアザイド系利尿薬と抗アルドステロン薬に反応を示さないということは、体液量に依存した高血圧でないことを示唆している。残された要因は交感神経系の亢進である（図S15）。交感神経系の亢進に依存した不応性高血圧の代表は、閉塞性睡眠時無呼吸症候群や褐色細胞腫、腎交感神経除神経に反応する高血圧などである。原理的にはα-β遮断薬、中枢性交感神経抑制薬が有効と思われるが、実際には、反応が弱い場合が多い（図S15）。

6. 難治性高血圧 (intractable hypertension) と二次性高血圧

治療抵抗性高血圧、不応性高血圧は総称すれば、難治性高血圧といえる。この難治性高血圧は、様々な二次性高血圧によってもたらされる（図9）。日常診療で最も遭遇する難治性高血圧をもたらす二次性高血圧には、原発性アルドステロン症、クッシング症候群、腎実質性高血圧、末期腎不全、腎血管性高血圧など、主として過剰な体液量を基礎とした難治性高血圧がある。一方、褐色細胞腫や閉塞性睡眠時無呼吸症候群による難治性高血圧は、交感神経系の過剰な活動により難治性高血圧がもたらされる。

この難治性高血圧には、真性の難治性高血圧の他、偽性の要因がそこにあり得ることを常に意識せねばならない。その要因とは、不良な服薬アドヒアランス/コンプライアンスと、診療イナーシャである。二次性高血圧の存在を意識しない高血圧診療は、診断イナーシャの最たるものである。

今日診療イナーシャを克服し、患者が服薬アドヒアランス/コンプライアンスを順守すれば、コントロール不可能な高血圧はむしろ少ないといえよう。そうはいってもどうしても降圧が不可能な高血圧がある。それは、大血管硬度の上昇による収縮期高血圧である。これ等は、進行した糖尿病、血液透析を含めた末期腎不全、超高齢者における大血管のWindkessel効果が失われた結果生じる収縮期高血圧であり、血管拡張性の薬は本来無効である（図9）。この高血圧に直面すると、まさに、高血圧の診療は予防医学であることを思い起こさせられる。すなわち、長期にわたる高血圧の結果生じた動脈硬化上昇に由来する高血圧には、薬は効かないのである。高血圧の診断と治療は、The sooner, the better であり、予防的介入であるとい

図9 難治性高血圧（intractable hypertension）

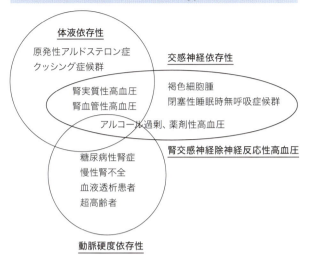

うことを強調したい。現在こうした収縮期高血圧をコントロールする術としては、心拍出量を低下させる薬物、静脈環流を減らす薬物、外科的動静脈瘻の作成による動脈圧の軽減などが考えられる。薬理学的な観点からは、サクビトリル−バルサルタン（エンレスト）やホスホジエステラーゼ阻害薬（例：PDE−5阻害薬）などに可能性があるかもしれない。

7. 服薬アドヒアランス／コンプライアンス、治療イナーシャの改善と白衣高血圧の診断

ではどのようにして、服薬アドヒアランス／コンプライアンス、治療イナーシャを改善し、白衣高血圧を見出すのだろうか？

著者は、家庭血圧測定をもっと高血圧医療に導入することでこれらの問題が改善するのではないかと考えている。事実、家庭血圧自己測定が、服薬アドヒアランス／コンプライアンスを改善するということは広く知られている（図 S16）。

また家庭血圧測定は、医師の治療イナーシャを減らす効果のあることが報告されている（図 S17）。

家庭血圧測定は、白衣高血圧、仮面高血圧の診断に不可欠である（図 10）。従って、家庭血圧は、白衣高血圧由来の偽性治療抵抗性高血圧の診断に

図10 家庭血圧と白衣・仮面高血圧

家庭血圧の測定は
白衣高血圧、仮面高血圧の診断に不可欠である

不可欠となる（図 S18）。また家庭血圧測定は、血圧レベル、血圧コントロール状況、心血管病リスクのより正確な把握や、長い受診間隔での降圧薬の調整、受診回数の減少効果があり、さらに家庭血圧の測定は、医師−患者関係の構築を助長し、患者の血圧コントロールへの動機向上と治療への積極的参加をもたらす（図 11）。これは治療イナーシャの克服と服薬アドヒアランス／コンプライアンスの改善につながる。

8. ポリファーマシー（polypharmacy）とポリピル（polypill）

服薬アドヒアランス／コンプライアンスを低下させる要因の1つに、多い薬剤数、薬剤種類、服薬頻度などがある。

一方で、現実の高血圧治療では、単剤で血圧をコントロールすることは、ほとんど不可能で、2種、2剤以上の降圧薬投与が必要となる（図 S19）。

これまでの多くの介入試験では、3種以上の降圧薬を使用しなければ、血圧は目標レベルに達しないことを示している（図 S20）。ただしこれらの研究の対象は主として高リスク患者であった。しかし、一般の高血圧医療で扱う軽中等症／軽中等リスク高血圧でも、まったく同様であることを我々は毎日の医療の中で経験している（図 S21）。また世界のガイドラインは、大多数の高血圧の初期治療に2種の降圧薬のコンビネーションを奨めている（図 S22）。しかし、多種・多剤併用（free equivalent single agent pills; polypharmacy, ポリファーマシー）に関しては、多くの医療者は、躊躇し、時には罪悪視している。この裏には、ことに高齢者では、ポリファーマシーが患者の認知機能悪化、認知症、転倒骨折、失神など予後不良と関係するとする多くの報告がある（図 S23）。し

図11 家庭血圧測定の利点

- 血圧、血圧コントロール状況、CVDリスクのより正確な把握
- 白衣高血圧、仮面高血圧、治療抵抗性高血圧の診断
- 長い受診期間の降圧薬等の調整
- 受診回数の減少効果、テレメディシンへの応用
- 服薬忍容性、受診忍容性を改善
- 治療イナーシャ、診断イナーシャの改善
- 医師-患者関係の構築
- 患者の血圧コントロールへの動機向上と治療への積極的参加

図12 因果の逆転？

多剤併用が合併症の増加、予後不良をもたらすのではなく、多くの合併症を有したり、虚弱な状態にある人だから多剤併用が必要であり、こうした人だから合併症が生じたり、不良な予後が認められるのではないか？

かし、よく考えると、因果の逆転がここにはありそうだ（図12）。多種の薬を飲まねばならないような多種の合併症を有するあるいは重症、虚弱な高齢者は、予後が不良であるという見方もできる（図S24）。すなわちそもそも身体状況の悪い人では、予後は不良なのであるが、その人達は、身体状況の悪さ故に多くの薬を飲まなければならないのである。これを裏付ける現象として、多疾患を有しポリファーマシーである人の薬剤数を減らしても、予後は改善しないことが報告されている。またポリファーマシーでの多い投与薬剤は、有害事象には原因的に関係しておらず、保有する合併症などの交絡要因が有害事象の原因であることを推定させる（図S25）。著者は、ポリファーマシーも必要であれば、躊躇せずに行っている。事実、降圧薬による厳格治療、強化降圧薬療法は、高齢者においてさえ、起立性低血圧、転倒のリスクを減らすとする報告も多い（図S26、図S27）。

とはいえ、服薬錠数が少ないのにこしたことはないだろう。そこに多種合剤（polypill、ポリピル）が登場する余地がある。今日、欧米ではポリピルが、一次選択薬で推奨されている。その根拠は、ポリピルが服薬アドヒアランス/コンプライアンスを改善し（図S28、図S29、図S30）、高血圧コントロールを改善し（図S30、図S31）、降圧作用が強く、副作用も減り（図S30、図S32）、降圧のスピードが早く（図S33）、心血管病の予防効果が高い（図S34）可能性があるからである。

しかしながら、著者自身、あまりポリピルを使用しない。あまりに多様な組み合わせの多数のポリピル製剤があることにより、製剤の選択とその使用が困難であるからで、さらにポリピル成分の用量の調整、タイトレーションが大変難しいということもある（図S35）。また、3種合剤は、降圧作用が強く血圧コントロールも改善する能力を有するが、逆に治療イナーシャの割合を増やすとの報告もある（図S36）。これは3種合剤を使用しているという安心感と満足感で、降圧薬投与量の調節、服薬アドヒアランス/コンプライアンスのチェック等がおろそかになるということを意味しているのかもしれない。著者自身は、今もってポリファーマシー派であり、ポリピル派ではない。ポリファーマシー派としては、これまで使用されてきた多くの有効な降圧薬に加え、新たな作用機序の降圧薬の登場が待たれていた。周知のように抗アルドステロン薬は、1970年代に開発された薬であるが、2010年以降新たに大変注目される降圧薬として再登場している。ことに、非ステロイド性抗アルドステロン薬は、女性ホルモン様作用の出現や高カリウム血症のリスクも低いとされている。またサクビトリル-バルサルタン（エンレスト）のような強力な新規降圧薬の登場やナトリウム-グルコース共輸送体2阻害薬（SGLT2阻害薬）やグルカゴン様ペプチド1受容体作動薬（GLP-1RA）のような標的臓器障害の予防に大変期待の持てる薬が登場し、ポリファーマシー派の著者としては、大変喜ばしいことである（図13）。

9. 降圧薬療法の進歩と高血圧パラドックス

1950年代、交感神経遮断薬、ヒドララジンから始まった降圧薬の開発・応用は、その後抗アルドステロン薬、サイアザイド系利尿薬、中枢性降圧薬、β遮断薬、α1遮断薬、カルシウム拮抗薬、アン

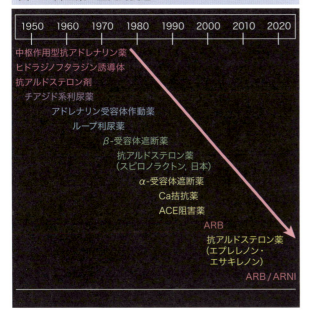

図13 降圧薬の歴史的変遷

図14 残余リスク

降圧治療によりたとえ正常血圧まで下げていても、血圧正常化までの高血圧の持続は既に血管障害を形成しており、この血管障害は心血管病リスクである。血圧正常化までの血圧負荷による心血管病リスクは、これまで高血圧を有さなかった人の心血管病リスクに比べ高い。

降圧治療により血圧が正常化した後、残る高血圧の心血管病リスクを残余リスクという。

ジオテンシンⅠ変換酵素阻害薬、アンジオテンシンⅡ受容体拮抗薬の開発に連なり、そして今日、非ステロイド性抗アルドステロン薬、ネプリライシン阻害薬–バルサルタン製剤の登場という驚くべき発展を遂げてきた（図13）。さらにSGLT2阻害薬やGLP-1RAが、降圧作用と臓器保護作用を有する薬として登場している。その結果、治療困難な高血圧は稀になっている。

今日、単に降圧による臓器障害、合併症の予防を目的としたものではなく、より積極的に高血圧性臓器障害、合併症の予防を可能とする薬物も登場したことになる。従って、適切な診断と治療計画に、十分な服薬アドヒアランス／コンプライアンスを伴った降圧療法が行われれば、制御不可能な高血圧はほとんどなくなったといえる状況に至っている。にもかかわらず、高血圧パラドックスが存在するのはやはり、診断／治療イナーシャと服薬アドヒアランス／コンプライアンスに問題が残されているからだろう。

10. 残余リスク (residual risk)

一方、今ある高血圧患者の血圧を十分にコントロールしたとしても、その患者のリスクを完全に抑えることは、不可能である。何故ならば、そこには残余リスク（residual risk）があるからである（図14）。持続的にコントロールされている高血圧患者でさえ、全死亡、冠疾患死亡、脳卒中死亡は、正常血圧者に比べて高い（図S37）。こうしたリスクの上昇は、残余リスクで説明される。降圧薬治療による降圧によって得られた正常な血圧レベルは、降圧治療なしで認められる正常血圧レベルでのリスクレベルまで、リスクを減らせないのである。MESA研究、CARDIA研究を併せた成績の分析結果によると、未治療と降圧治療中の対象の3つの血圧レベル（120 and 80 mmHg未満、120–139 and/or 80–89 mmHg、140 and/or 90 mmHg以上）で、治療中の対象の血圧が、120/80 mmHg未満になっても未治療120/80 mmHg未満の対象に比べて、左室心筋重量の増大、GFR＜60 ml/min/1.73 m^2であることの率、冠動脈石灰化率は高く、心血管病（CVD）発症率は2倍であったという（図S38）。これは、降圧治療が完璧であってもCVDリスクを理想的なレベルまで戻すことは不可能であることを示している（残余リスクの存在）。同じ120/80 mmHg未満の血圧であっても無治療者と治療者のリスクは高血圧罹病／罹病期間の有無という点で異なる。治療後正常血圧者では、ある期間高血圧の負荷を受けていたが、本来の正常血圧者ではこの負荷を受けていない。こうした残余リスクの存在は、高血圧パラドックスを形成する一因である。

図15 JSH 2019、成人における血圧値の分類

分類	診察室血圧(mmHg)			家庭血圧(mmHg)		
	収縮期血圧		拡張期血圧	収縮期血圧		拡張期血圧
正常血圧	<120	かつ	<80	<115	かつ	<75
正常高値血圧	120-129	かつ	<80	115-124	かつ	<75
高値血圧	130-139	かつ/または	80-89	125-134	かつ/または	75-84
Ⅰ度高血圧	140-159	かつ/または	90-99	135-144	かつ/または	85-89
Ⅱ度高血圧	160-179	かつ/または	100-109	145-159	かつ/または	90-99
Ⅲ度高血圧	≧180	かつ/または	≧110	≧160	かつ/または	≧100
(孤立性)収縮期高血圧	≧140	かつ	<90	≧135	かつ	<85

American College of Cardiology/American Heart Association (ACC/AHA) 2017 ガイドラインは、JSH2019の高値血圧（130-139/80-89mmHg）をStage 1 高血圧としている。
（日本高血圧学会高血圧治療ガイドライン作成委員会編：「高血圧治療ガイドライン2019」、ライフサイエンス出版、p18、表2-5より）

11. 高血圧の早期発見、早期治療

1) 日本高血圧学会（JSH）2019 正常高値血圧以上の血圧レベルに対する介入

　残余リスクの存在は、高血圧の早期発見（診断）、早期治療の重要性を意味する。140/90 mmHg以上の高血圧でのCVDリスクは周知のことであるが、130‒139/80‒89 mmHgの高値血圧（図S39）、120‒129/80 mmHg未満の正常高値血圧（図S40）においても、すでにCVDリスクの高いことが知られている。そして米国心臓病学会/米国心臓協会（ACC/AHA）2017 ガイドラインでは、JSH2019の高値血圧レベル130‒139 mmHgをStage 1 高血圧と高血圧基準を改めている（図15）。［本稿では、ACC/AHA基準、欧州心臓病学会/欧州高血圧学会（ESC/ESH）基準とは少し異なり、JSH2019の基準に合わせ、120/80 mmHg未満を正常血圧、120‒129/80 mmHg未満を正常高値血圧、130‒139/80‒89 mmHgを高値血圧とする（図15）］。高血圧発症の早期あるいは前駆段階での診断と治療の開始が有効であることを示唆している。

2) The sooner, the better

　言い換えれば、治療開始は、The sooner, the

図16 治療、降圧治療における 2(3)S、2L

The sooner, the better	早期発見、早期介入、早期降圧、早期目標達成
The surer, the better	中断のない確実な降圧療法 24時間に亘る確実な降圧療法
The lower, the better	低い降圧レベル
The longer, the better	長時間作用の降圧薬 長期の降圧療法 長期処方

超高齢者、心血病を有する超高リスク高血圧では
The slower, the better（緩徐な降圧）

betterである（図16）。残余リスクの生じる以前、高血圧性の標的臓器障害発症前の高い、あるいは高めの血圧への介入が、有効な降圧薬療法であることを示唆している（図S41）。臨床高血圧の伝説的研究者といえるイタリアのZanchetti教授は、いみじくも「降圧薬療法が最も有効性を発揮するのは、高血圧性臓器障害の出現以前の軽症高血圧である」と述べている（図S42）。実際のところ、正常高値、高値血圧を併せた人口は、世界の成人人口の29‒58％と報告されている（図S43）。すなわち、The sooner, the betterな治療対象となる人口は膨大であるといえる。糖尿病を有さず、中年期でのCVDを有さない正常高値血圧を示す対象での中年期におけるCVD10年絶対リスクは

10％、老年期に至ると40％にのぼると報告されている。また正常高値血圧者に1剤の降圧薬を投与すれば、34-66％の高血圧発症が予防されるとの報告もある（図S44）。これは、若壮年時の正常高値血圧、高値血圧が将来のCVD、慢性腎臓病（CKD）発症と関連するとする報告と一致する（図S45）。しかしながら、診断・治療イナーシャがあれば、これらは見落とされることになる。

若壮年期から、高血圧が早期に診断され、診療イナーシャを排し、十分な服薬アドヒアランス／コンプライアンスを保って早期に降圧薬療法を開始すれば、その後高齢に至っても多くの動脈硬化性脳心腎血管合併症（major atherosclerotic cardiovascular events: MACE）は予防が可能となるだろう。しかし降圧薬治療開始の遅れと不十分な降圧薬療法が行われている現状では、MACEはまだまだ多く発症する。繰り返し強調するが、ここには、診療イナーシャによる不十分な降圧薬療法と、不良な服薬アドヒアランス／コンプライアンス、さらには残余リスクの存在が大きく関係している。

今日、高血圧診療の目的は、MACEの予防、それに伴う健康寿命の延伸にあるだろう。この介護が必要になるような、健康寿命の延伸を最も障害するのは、脳血管疾患であり、認知症であると考えられる（図S46）。現在65歳以上の高齢者の4人に1人は、認知症か、認知機能障害を有していると推定され、人口高齢化の進行に伴い、今後増々認知症は増加し、さらに大きな社会問題となるだろう（図S47）。

今日、中年期における高血圧の存在は、強力な認知症、認知機能障害のリスクであることが報告されている（図S48、図S49、図S50）。その一方で中年期の降圧治療がその後の認知症発症、認知機能低下を抑制することが知られている（図S51）。本邦の久山町研究の成績によれば、高血圧を中年期に発症し、高齢期になってから降圧薬療法で降圧した対象では、降圧しなかった対象と、認知症発症リスクは同等であったという（図S52）。高齢になってからの降圧では認知症予防にとって遅すぎるということだろう。すなわち降圧治療は、The sooner, the betterであることが示されている。

早期発見、早期診断、早期治療の開始という観点から、若壮年者の高血圧に関する認識の向上は不可欠である。若壮年者が、インターネットを介して情報を獲得し、スマートフォンのアプリケーションを用いて自らの血圧の状況を把握し、判断して治療に結び付けることは、将来のMACE発症、認知症の予防に極めて有効な手段となるだろう。こうしたものの中で有効な方法として近年Cure App HT（治療補助アプリ）が保険収載されている。ただしここでは、やはり血圧の自己測定（家庭血圧測定）による自らの血圧の把握が前提となる。

一方、インフォメーションテクノロジーやモバイル機器に縁のない高齢者では、現在の高血圧の診断と治療にこうした技術は役立たない。そこで家庭血圧を用いた遠隔健康管理システムや（p41）、第2章で示す「家庭血圧に基づく高血圧診療支援システム」の登場ということになる。

The sooner, the betterにはもう1つの意味がある。降圧薬治療の開始から、降圧目標達成までの期間は、速やかなことが望まれる（図S53）。The soonerとはいっても、時間、日単位ではなく、月単位でのスピードのことである。これは月単位の高血圧の持続さえ、標的臓器障害をもたらすということの裏返しでもある。

3）The lower, the better

このような観点から、血圧は低ければ低いほど、予後に良い効果を産むと考えられる。The lower the blood pressure is, the better the prognosis is. である（図16）。合併症を有する対象も含まれた我々の大迫研究に代表されるような一般地域住民などをコホートとした観察研究では、家庭血圧と脳心血管病発症・死亡との間には直線関係があり、このような観点からは、血圧は"The lower, the better"であった（図17）。

大迫研究を含めた100万人規模のProspective Studies Collaborationの2002年のメタ分析では、いずれの年齢層でも収縮期血圧115 mmHgを超え

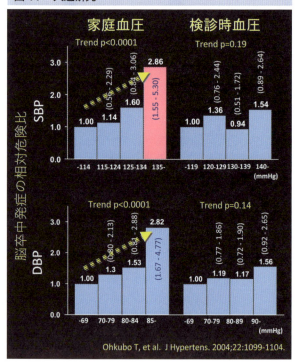

図17 大迫研究

Ohkubo T, et al. J Hypertens. 2004;22:1099-1104.

ると直線的に、脳卒中（図S54）、虚血性心疾患の死亡リスクが増えている。これらは観察研究のメタ分析結果である。この成績は、最近のCALIBERプログラムによるメタ分析でも確認されている（図S55）。

一方、近年の介入試験のメタ分析においても、The lower, the betterが示されている。なかでも我々のHOMED-BP研究を含めたBlood Pressure Lowering Treatment Trialists' Collaborationの無作為化試験51件、36万人のメタ分析で、降圧薬療法による降圧度が大きくなるに従い、基礎血圧レベル、年齢層（図S56）、合併症の有無にかかわらず（図S57）、血圧レベルに閾値なく、主要CVDイベントは、直線的に減少するという衝撃的結果が報告された。これは、基礎血圧が高値血圧、正常高値血圧であっても正常血圧（120/80mmHg）以下に降圧すれば、利益があるということだ。何故衝撃的であるかというと、この知見に基づけば、成人人口の過半数が降圧薬療法の利益を受けられるということで、もはや高血圧の概念ががらりと変わってしまうのである。著者は本質的にはこの分析の結果を支持する。すなわち、降圧目標でもThe lower, the betterを支持する。

もちろん、この過半数の成人人口が降圧薬療法を受け、それにより利益を得るだろうとする主張には異論もある（J Hypertens 2022; 40: 839-846）。

12. J型関係

1) 高血圧診断・治療におけるJ型関係

どのような基礎血圧レベルであれ、いかなる年齢層でも、また心血管系合併症の有無にかかわらず、収縮期血圧120mmHg未満まで降下させることに利益があるとする考え、"The lower, the better"に疑問を呈する最大の要因は、高血圧診断・治療におけるJ型関係の存在である。確かに、ある種の観察研究でJ型関係が報告されている。J型関係を報告している観察研究は、一般地域住民などのコホート研究ではなく、すでに脳卒中、高齢、CKDなどの心血管病リスクを有している対象の追跡コホートである。高齢者や、明らかな合併症を有する対象の観察では、J型関係が認められるのである（図S58）。

2) 介入試験におけるJ型関係

降圧目標の設定には、介入試験が必要となる。この介入試験は降圧薬療法により、どの血圧レベルにまで血圧を下げると、最も心血管病リスクを減少させるかを知ることができる。最もリスクを減らすレベル、あるいは、それ以上にリスクを低減させることのない血圧閾値をもって、降圧目標レベルを推定するのが一般的で、これは治療基準の設定といえる。

これまで多くなされてきた大規模介入試験の一次エンドポイントは、薬剤群間の予後に対する効果の差を見たものが多かった。例えば、ACE阻害薬と利尿薬の間や、ACE阻害薬とCa拮抗薬の間の心血管病発症・死亡に及ぼす作用の差をみたものなどであった。その結果は、例えば、ACE阻害薬の効果がより優れており、ACE阻害薬でいわゆる多面的効果があるなどが議論されてきた。しかし、これらの成績は、薬剤群間の降圧度の差と、心

図18 介入試験のサブ解析、ポストホック解析

"さげた血圧（目標降圧レベル）"ではなく、
"さがっている（たまたま到達した）血圧"を指標にしている

↑

介入観察分析
（因果の逆転があり得る）

血管病の発症・死亡の関係を見たものともいえる。

そうした結果は、メタ分析、メタ回帰分析という手法で分析されている（図S59、図S60）。効果は2つの薬剤間の降圧度の差であり、より大きな降圧度があるほど、致死的、非致死的脳卒中発症の相対危険が低くなっている。すなわち、予後の改善は、降圧度の大きさに依存しているといえる。従って、多面的作用には否定的な見解となる。

これらのメタ分析は、ともに到達血圧レベルではなく、降圧度の差を指標にしており、降圧度の差ではJ型関係は認められていない。

しかしながら、個々の研究のポストホック解析での介入観察分析では、多くの研究でJ型関係が認められている。

J型関係を示した介入研究の対象は、すべて高度な脳心血管病リスクを有するか、脳心血管病の既往を有する対象である（図S61）。

また介入観察分析ということは、予定された降圧目標の差による予後の差をみたものではなく、ある期間、介入の後に結果的にたまたま到達していた血圧レベルと予後の関係を見たものである（図18）。多くの研究では、降圧目標を例えば、140、150 mmHg等に設定している。ところが、140 mmHgに降圧目標を設定しても、降圧介入の間に、140 mmHgを大きく下回った血圧レベルに結果的に至ってしまった対象がいる。そのような対象では、脳心血管病の発症・死亡が逆に増えていた。すなわちJ型関係である。

例えばINVEST研究では、冠状動脈疾患を有する高血圧患者に対し、140/90 mmHg、あるいは糖尿病合併者では130/85 mmHgを目標とした降圧薬治療を行い、血圧レベルと心血管病イベント発症との関係をみている。介入の結果130/80 mmHgまでの降圧は、リスクが減少するが、介入の間に130/80 mmHgを下回る血圧レベルを示した対象で、脳心血管病イベントが増えている（J型関係）（図S62）。この際、110/60 mmHgという低い血圧は、本来目的とした降圧レベルではなく、介入の過程で、予期以上に大きく下回ってしまった血圧、あるいは降圧薬に関係なく自然に大きく下回った血圧である。

脳心血管病の既往や進行した糖尿病などの合併症を有する対象での介入研究のポストホック解析では、J型関係が認められる場合が多い。

3）Reverse causality, reverse epidemiology, 因果の逆転

超高齢者で、観察の間に自然に血圧が下がるような原因のある人は、死にやすい。これは、血圧が下がる原因は、加齢、悪性新生物、心血管病等の結果であり、死亡の原因ではないからである。

例えば、オランダのLeiden 85-plusという観察研究で、85歳から90歳の超高齢者を5年間追跡した時、5年間で、血圧が変わらなかった、あるいは上昇した人に比べ、下がった人では、累積総死亡率は高かった。これは、血圧が下がったことで死亡が増えたのではなく、血圧が下がるような背景を有した超高齢者は死亡しやすかったと考えられる。

4）J型関係をもたらす機構

なんらかの原因で、そもそも血圧が低下している時、さらに血圧が下がるような病態があれば、不良な予後が予想される。さらに病態生理学的に血流を阻害する血管の要因があり、そこに血圧の低下があれば、血流の阻害部位の末梢で、還流圧が下がり、血流が減少するであろう。

頭蓋内動脈、頸動脈狭窄の存在が、過度の降圧による脳梗塞の発症、再発をもたらすとする報告が、これに相当するだろう（図S63、図S64）。

INVEST研究のサブ解析で、冠状動脈疾患を有する患者のうち、coronary artery bypass grafting（CABG）で血行が再建された患者群、すなわち狭

窄病変が解除された群では、拡張期血圧とイベント発症は直線関係にあったが、不完全な血行再建群では、J型関係を示した（**図 S65**）。

大血管にせよ、細小血管にせよ、臓器還流血管に狭窄病変があれば、より末梢の潅流圧の降下、血流の減少がもたらされる。そうした臓器虚血が明瞭に現れたものが脳卒中発症・再発、狭心症、心筋梗塞の発症・再発、腎機能の悪化などであろう。従って、こうした現象は、あくまで高度な臓器障害や合併症をもった高リスク対象で生じる現象であろう（**図 S66**）。

一方、因果関係が曖昧なJ型関係がある。例えば、心筋梗塞で、軽度の心不全を合併している患者に対し、利尿薬、レニン・アンジオテンシン系阻害薬、Ca拮抗薬などが治療薬として投与されるが、その際、その患者の血圧が低下してくれば、その患者は、不良な予後を持つかもしれない。この時、血圧低下の大切な要因は、実は心不全の悪化にあるかもしれない。心不全の悪化は、不良な予後に関係する。これは、心不全の悪化が予後不良の原因であり、血圧の低下は、心不全悪化の二次的な結果であると考えられる（因果の逆転）（**図19**）。

5）J型関係の臨床的意義

J型関係は現象として、高齢者を含め脳心血管病や進行した糖尿病を合併する高リスク高血圧者などでは確かに認められる。従って、真の高リスク患者では、J型関係の存在を考慮すべきである。ここでいう真の高リスク患者とは、高度な標的臓器障害を有する患者、脳心血管病の既往を有する患者、そして超高齢者などである（**図 S67**）。

6）低中等リスク高血圧でのJ型関係

これまでなされてきた大規模介入試験は、高齢者を含め脳心血管病や進行した糖尿病を合併する重症・真の高リスク高血圧を対象としたもので、こうした重症度合併症を有さない低中等リスク・軽中等症高血圧のみを対象として行われた大規模介入試験はほとんどなかった。

図19 因果の逆転（原因と結果の取り違え）

心筋梗塞後で潜在的心不全を有する高血圧患者が降圧薬治療を続けていたとき、その人の血圧が下がり、死に至るならば、それは**心不全の悪化が死の原因**であり、**血圧の低下は心不全悪化の結果**である。決して降圧薬療法による降圧が死の原因ではない。

降圧目標を設定し、設定された降圧目標レベルによるリスクの差をみるための真の高リスク高血圧を対象とした介入試験には、HOT、JATOS、ACCORD、VALISH、SPSIIIなどがある（**図 S68**）。それらの研究の介入観察分析でもJ型関係が認められている。

では、低中等リスク高血圧では、介入によるJ型関係はあるのだろうか。それともThe lower, the betterなのだろうか。これを知るには、低中等リスク高血圧で降圧目標レベルを設定した介入試験が必要である。

7）低中等リスク高血圧に対する介入

これまで低中等リスク高血圧、あるいは、必ずしも高リスクとは言えない対象に対する介入試験にはHOMED-BP研究、SPRINT研究、HOPE-3研究、STEP研究がある（**図 S69**）。ここでそれらの研究を紹介する。

● HOMED-BP研究

本邦で2001年に開始され、2012年に報告されたHOMED-BP研究では、未治療で合併症がない軽中等症高血圧患者3518人に対して、ACE阻害薬、ARB、Ca拮抗薬いずれかの投与をランダムに開始し、家庭血圧とITを用いて、降圧目標まで降圧薬を調整し、平均5.3年、最長10年追跡した。試験の流れを示すフローチャートを**図20**に示している。

試験開始の2001年当時、厳格降圧の家庭収縮期血圧目標125 mmHgは、なかなか患者、医師からも受け入れられず、その結果、厳格降圧群と通常降圧群の降圧に差は得られなかった。そこで、介入観察分析を試みると、観察期血圧の高低を問わず、収縮期血圧が低下すると脳心血管病死亡、心

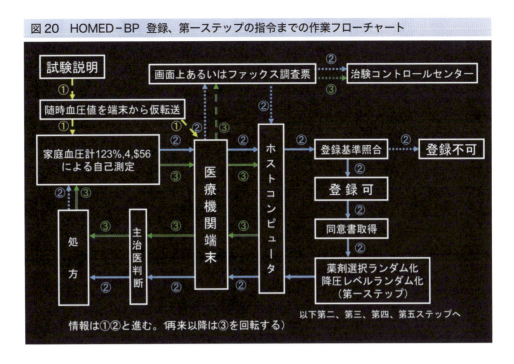

図20 HOMED-BP 登録、第一ステップの指令までの作業フローチャート

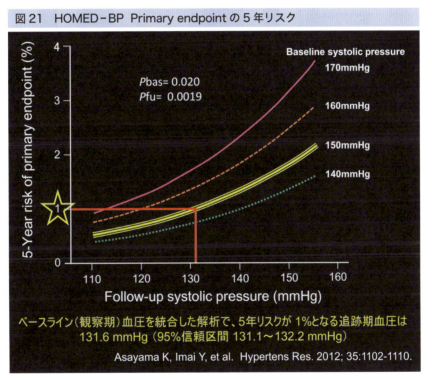

図21 HOMED-BP Primary endpoint の5年リスク

ベースライン（観察期）血圧を統合した解析で、5年リスクが1%となる追跡期血圧は131.6 mmHg（95%信頼区間 131.1～132.2 mmHg）

Asayama K, Imai Y, et al. Hypertens Res. 2012; 35:1102-1110.

筋梗塞、脳卒中発症はほぼ直線的に減少した（図21）。J型関係は認められなかった。追跡収縮期血圧が132 mmHgで、5年間の発症リスクが1%になると予想された。132 mmHg以下になれば、さらにリスクは低下すると予測された。

5年間の発症リスクが1%になるということは、家庭収縮期血圧を約130 mmHg近辺まで降下させると脳心血管病発症・死亡は1000人年あたり2人になると推定される（図S70）。

観察研究での低中等リスク高血圧患者の10年間の脳心血管病発症率は8～16%（1000人年あたり8～16人）と報告されている（図S71）。従って、HOMED-BP研究の1000人年あたり2人という結果は、低中等リスク・軽中等症高血圧患者でも、降圧により脳心血管病リスクが大幅に低下することを示唆している。

● SPRINT研究

　2015年に報告されたSPRINT試験は、50歳以上で、糖尿病、脳卒中既往、他の心血管病既往も少なく、在来型心血管病リスクの重積のみからでは、必ずしも高リスクとは言えない高血圧患者9361人を対象としている。実際のところ、SPRINT研究における対象のエントリー基準は、50歳以上で、治療、未治療にかかわらず、収縮期血圧が130-180 mmHgの間にあり、脳卒中以外の心血管疾患の既往、慢性腎臓病の既往、75歳以上、Framingham心血管病10年リスク15％以上のいずれか1つでもあれば、エントリー可能であった（図S72）。そして、実際、エントリー時の平均収縮期血圧は140 mmHgであり、糖尿病、脳卒中の既往はなく、対象の61％は75歳未満であり、心血管病の既往者は17％、eGFR平均72 ml/min、平均総コレスロール値は、190 mg/dlであり、Framingham心血管病10年リスクは平均20％であった（図S73）。これをみると、脳心腎血管合併症と糖尿病を有さない、Framingham心血管病10年リスクが20％前後の対象を多くエントリーしていると思われる。Framingham心血管病10年リスク20％というのは、具体的には図S74に示すような対象といえる。こうした症例は、JSH2019のリスク層別化では、中等リスクに相当する。降圧目標は120 mmHg未満と140 mmHg未満に設定された。

　SPRINTでは、試験開始時、収縮期血圧はおよそ140 mmHg、到達収縮期血圧は、標準降圧群135 mmHg、厳格降圧群122 mmHgとみごとに分離された。そして、厳格降圧群で標準降圧群に比べ一次ポイントが25％減少、死亡が27％減少と、驚くべき効果を示した（図S75）。

　層別解析で、厳格降圧群が一次エンドポイントのリスクをより強く減少させたのは、慢性腎臓病や心血管病がない群、相対的に低い観察期血圧を有する群であった。すなわち、低リスク高血圧対象程、降圧薬療法の効果が著しかった。低中等リスク、軽中等症高血圧の治療がいかに有効なものであるかが、明瞭に示されている（図S76）。

● HOPE-3研究

　2016年、低中等リスク・軽中等症高血圧1万2705人を対象とした介入試験、HOPE-3研究の成績が報告された。

　本研究の対象は、エントリー時の血圧が未治療群、既治療群を含めて、138/82 mmHgと大変低く、また心血管病の既往がないことである。そこにカンデサルタンとヒドロクロロチアジドが投与され、プラセボ群と比較された。その結果、2群間では脳心血管病発症・死亡に差がなかった（図S77）。しかし、血圧レベルで三群に層別した時、エントリー時、収縮期血圧の平均が154 mmHgの群では明らかに、実薬群でイベントが減少した（図S78）。従って、HOPE-3研究では、少なくとも合併症のない軽中等症高血圧群では、明らかに降圧療法がイベント減少に有効であったといえる。しかしながら、エントリー時の血圧が、平均122mmHgと全く正常血圧レベル、あるいは138mmHgと正常から正常高値の人では、効果がなかった。

　正常血圧者、正常高値血圧者に降圧薬治療の介入を行い、5.6年と短期間追跡しても、介入効果がでないのは、当然のことと思われる。

● STEP研究

　2021年、平均66.2歳の中国人を対象とした介入試験（STEP研究）成績が報告された。本研究の対象も、脳卒中の既往、最近の虚血性心疾患、心不全、未制御糖尿病がなく、腎機能障害、心血管病の頻度の少ない高齢者群である。厳格降圧群（127.5 mmHg）で、標準降圧群（135.3 mmHg）に比べて脳卒中、急性冠症候群、心不全等の一次アウトカムのリスクが有意に低く、J型関係が認められなかった（図S79）。

　このように、HOMED-BP、SPRINT、HOPE-3、STEPの合併症の乏しい、あるいはない、主として低中等リスク、軽中等症高血圧を対象とした介入試験、あるいは介入観察分析では、The lower, the betterであり、J型関係はなかった。

図22 JSH2019における降圧目標（mmHg）

	診察室血圧	家庭血圧
75歳未満の成人	130/80未満	125/75未満
冠動脈疾患患者	130/80未満	125/75未満
脳血管障害患者(両側頸動脈狭窄や脳主幹動脈閉鎖がない場合)	130/80未満	125/75未満
慢性腎臓病(CKD)患者(蛋白尿陽性)	130/80未満	125/75未満
糖尿病患者	130/80未満	125/75未満
抗血栓薬服用中	130/80未満	125/75未満
75歳以上の高齢者	140/90未満	135/85未満
（忍容性があれば	130/80未満	125/75未満）
脳血管障害患者(両側頸動脈狭窄や脳主幹動脈閉塞がある場合、または未評価)	140/90未満	135/85未満
CKD患者(蛋白尿陰性)	140/90未満	135/85未満

（日本高血圧学会高血圧治療ガイドライン作成委員会編：「高血圧治療ガイドライン2019」、ライフサイエンス出版より作表）

13. 心血管病リスク、血圧レベルによる降圧

軽中等症高血圧、若壮年者高血圧への介入治療とは、生涯リスク低減、残余リスク蓄積予防の策である（図S41）。そして、脳心血管病既往や、進行した糖尿病のない低中等リスク・軽中等症高血圧での介入観察分析、介入試験の成績は、The lower, the betterであり、J型関係はなかった（図16）。

従って、若壮年、低中等リスク、軽中等症高血圧では、血圧レベルに関わりなく（高値血圧、正常高値血圧を含め）、早期に診断され、週～月単位の素早い降圧で厳格な降圧目標を達成すべきである（The sooner, the better）。これは予防的介入といえる（図16）。

高血圧治療ガイドライン2019では、後期高齢者、脳心血管病合併者などでは、J型関係の存在を考慮し、降圧目標レベルを高めに設定している（図22）。超高齢者を含めた真の高リスク高血圧の降圧は、段階的降圧をはかるべきである（図S80）。ただし、忍容性がある限り、The lower, the betterの原則は適合する。

脳心腎血管病の既往のない、喫煙、脂質異常症などの従来の心血管病リスクのみを単独あるいは重複して有するだけの高リスク高血圧では、脳心血管病の発症予防（一次予防）を目的とした厳格な降圧薬療法を行うべきだろう（図S81）。一方、脳心腎血管病既往、重篤な糖尿病合併症を有するような高リスク高血圧では、J型関係の存在を考慮した降圧療法を行うべきだろう。これは、脳心血管病の二次予防（再発予防）を意識した治療介入といえる。ただし、忍容性があり、臓器虚血症状が出現・増悪しない限りは、やはりThe lower, the betterを目指すべきである（図16）。

1) The longer, the better

降圧薬治療は、長期（long-term）にわたり行われなければならない（図16）。降圧薬治療の中断は、服薬アドヒアランス/コンプライアンスの低下であり、受診アドヒアランス/コンプライアンスの低下である。従って、長期にわたる間断のない降圧薬療法とは服薬・受診アドヒアランス/コンプライアンスの改善策の実践といえる（図S82）。また医療者の診療イナーシャの克服も降圧薬療法の中断の防止に重要である。こうした方策の中で、家庭血圧の測定を推し進めることも降圧

薬療法の継続に有用である。降圧薬の高コスト、投与薬剤数の増加、服用頻度の増加なども降圧薬の服用継続可能性に不良な影響をもたらす。従って、1日1回安価なポリピル1錠の処方といった処方の工夫は、治療継続性を高めることになるだろう。そうした観点から降圧薬の薬効持続時間は少なくとも24時間あることが望ましい。また、短い受診間隔と頻回の受診も受診アドヒアランス／コンプライアンスを低下させることから、ある程度長期の処方（long-term prescription）も考慮せねばならない。すなわち The longer, the better である（図16）。

2）The slower, the better, 高齢者の降圧

診断、治療開始に関しては、月・年単位の観点からは、The sooner, the better であるが、降圧スピードに関しては、時間単位、日単位でみると、必ずしも The sooner, the better とはいえない。

高齢者、脳心腎血管合併症有病者、標的臓器障害の進行した高血圧者では、降圧スピードは緩徐（slow）であるべきである（図16）。こうした高血圧者では、急激な降圧は、臓器灌流圧の急激な低下と臓器血流の減少をもたらす。これが、降圧治療におけるJ型関係を形づくっている（図S66）。従って、このような対象では、降圧スピードは、The slower, the better である（図16）。一方、高血圧緊急症においては、高度な高血圧が、急激に血管障害（臓器障害）をもたらすことから、時間単位の降圧が必要な場合もあり、The sooner, the better である。

3）The surer, the better

The lower, the better であり、The sooner, the better は降圧薬療法の原則であると思われる。この lower, sooner が確実に行われなければ、降圧薬治療の効果は確実（sure）とはいえない。確実な降圧薬療法とは、言い換えると、良好な服薬アドヒアランス／コンプライアンスの維持と、診断／治療イナーシャの克服であり、24時間にわたる間断のない降圧状態の維持である。この The surer, the better には The longer, the better の要素が加わる（図16）。この確実な降圧を担保する方法の1つが、診察室外血圧測定の推進である。診察室外血圧とは、家庭自己測定血圧（家庭血圧）と自由行動下血圧である。

家庭血圧に関しては、「服薬アドヒアランス／コンプライアンス、治療イナーシャの改善と白衣高血圧の診断」の項（p15）ですでに言及したが、ここで再度その高血圧臨床における重要性を強調したい。

14. 診察室外血圧測定

いうまでもなく、高血圧の診断と治療の基礎は、血圧測定値にある。かつて血圧測定は、診察室や検診といった医療環境下においてもっぱら実施され、その値は随時血圧や診察室血圧と称された。

しかしながら、この随時血圧には、例えば、医師や看護師の測定に対する防御反応とされる白衣現象に代表される様々なバイアスや誤差が含まれ、必ずしも、ある個体の本来の血圧を反映したものとはいえない。そこで登場したのが、家庭血圧測定や、自由行動下血圧測定である。

1）家庭血圧の優越性

この家庭血圧には、診察室随時血圧や自由行動下血圧に比べて様々な点で優れた特性がある（図11）。例えば、家庭血圧は長期にわたり測定することが原則であり、その結果、家庭血圧は、診察室血圧に比べ、圧倒的に多い頻度の測定点が得られる。また、測定の標準化が前提の測定方法である。例えば起床後1時間以内、排尿後、服薬前、朝食前、座位1～2分の安静後に測定するといった条件を設定することができる（図23）。その結果、家庭血圧は、再現性の良い、測定者自身の固有の血圧を反映したものになるといえる。また白衣効果がなく、平均収束効果、偽薬効果が現れないことから、薬効、薬効持続時間の適切な評価につながり、長い受診間隔での降圧薬の調整のための大切な情報となり得る。これは場合によっては、受診回数の

図23　家庭血圧測定条件

1) 必須条件　　a) 朝　　　　起床後1時間以内
　　　　　　　　　　　　　排尿後
　　　　　　　　　　　　　朝食前
　　　　　　　　　　　　　朝の服薬前
　　　　　　　　　　　　　座位1～2分安静後
　　　　　　　b) 就床前　　座位1～2分安静後
2) 追加条件　　指示により、夕食前、晩の服薬前、入浴前、飲酒前など。
　　　　　　　その他適宜。自覚症状のある時、休日昼間、深夜睡眠時*

*深夜睡眠時の血圧を自動で測定する家庭血圧計が入手し得る。

減少効果をもたらし、医療費負担の削減につながる。事実、大迫研究と厚生労働省の統計からの推計によれば、高血圧診療への家庭血圧導入による医療費削減効果は5年で4兆800億円であった（図S83）。また家庭血圧は、白衣高血圧、仮面高血圧、真の治療抵抗性高血圧の診断に不可欠であり、また服薬アドヒアランス/コンプライアンスの改善、受診アドヒアランス/コンプライアンスの改善、診断・治療イナーシャの改善に役立つことに関しては、"服薬アドヒアランス/コンプライアンス、治療イナーシャの改善と白衣高血圧の診断"の項で詳述した（p15）。こうした安定した血圧値に加え、血圧の日間変動や季節変動、そして近年では、夜間就眠時血圧も得られることから、血圧の日内変動などの変動成分を正確に捉えることが可能である。さらに臨床の現場では、家庭血圧測定値を介して、医師-患者関係のより密な構築がなされ、患者の家庭血圧値の毎日の認識から、患者の血圧コントロールへの動機向上と治療への積極的参加と生活習慣の是正をもたらす。家庭血圧の特性に基づく様々な利点を図24に示す。

このような家庭血圧測定を行う装置が、本邦では、年間1400万台以上生産され、毎年280万台以上が販売されているといわれており、すでに4000万台以上の装置が本邦の各家庭にあると推定されている。これは、一家に一台以上の普及といえる（図S84）。その結果、本邦では2010年の段階で、高血圧であることを認識している人の75%は、すでに家庭血圧を測定し、高血圧であることを認識していない人でも33%で家庭血圧を測定していたと報告されている（図S85）。米国では、未診断・未治療の高血圧患者のうち、その大多数は、ACC/AHAガイドラインで、家庭血圧測定の推奨対象であったが、実際に家庭血圧を測定していた人は、その中の15.7%（470万人）にすぎなかったとのことである（図S86）。米国をはじめとする、欧米諸外国における高血圧患者の家庭血圧測定率、家庭血圧計保有率は多い所で、50%位である（図S87）。

このように日本は、世界に類を見ないほどの家庭血圧の普及があったのであるが、ほんの20年程前まで、家庭血圧に基づく、高血圧の診療というものは、存在しなかった。何故なら、家庭血圧の判断基準がなかったからである（図S88）。

2) 大迫研究

そこで我々は、今から36年前、岩手県の大迫町（現花巻市大迫）の各家庭に家庭血圧計を一台ずつ配布し、地域の住民が血圧を測定するという事業と研究を開始した。当時人口は約8000人あった町である（図25）。

大迫成人人口1500人を10年間追跡した時、検診時の血圧では、脳卒中の発症・死亡をまったく予測できなかったが、同じ対象を家庭血圧で追跡すると、家庭血圧が高くなればなるほど、直線的に脳卒中の発症死亡が増加し、135/85 mmHgを超えると優位に脳卒中の発症死亡の高くなることが示された（図17）。そこで我々は、この135/85 mmHg以上を家庭血圧の危険な血圧レベル、すなわち高血圧症のレベルと設定した。同様に正常血圧レベルも設定した。

その成果は、例えばWHOに取り上げられ、家庭血圧の正常値が世界的に認められることとなった。

大迫研究は、米国合同委員会、ヨーロッパ高血圧学会、日本高血圧学会、WHOなどが家庭血圧の高血圧135/85 mmHg以上、正常血圧125/80 mmHg未満とした根拠を形づくってきた（図S89）。

このように家庭血圧の高い診断能力が、証明されたことにより、2014年の日本高血圧学会のガイ

図24　各血圧測定法の特性

	診察室血圧	家庭血圧	自由行動下血圧
測定頻度	低	高	高
測定標準化	可*1	可	不要
再現性	不良	最良	良
白衣現象	有	無	無
薬効評価	可	最適	適
薬効持続時間の評価	不可	最良	可
短期変動性の評価（15〜30分ごとの変動）	不可	不可	可
日内変動性の評価（夜間血圧の評価）*2	不可	可*2	可
日間変動性の評価	不可	可	不可
長期変動性の評価（季節変動，受診間変動等）	可	最良	不可

*1　診察室血圧は標準化された測定によりその臨床的価値は上昇する。臨床現場では標準化された測定は多くの場合行われていない。標準化された診察室血圧の測定が強く推奨される
*2　夜間睡眠時測定可能な家庭血圧計が入手可能である

家庭血圧測定の指針第2版より一部改変

図25　岩手県花巻市大迫

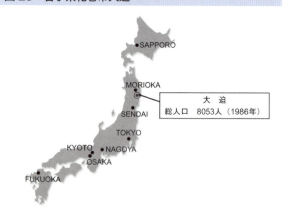

大迫　総人口　8053人（1986年）

図26　高血圧治療の診療のパラダイムシフト

診察室血圧と家庭血圧の間に診断の差がある場合、家庭血圧による診断を優先する

（日本高血圧学会高血圧治療ガイドライン作成委員会編：「高血圧治療ガイドライン2019」、ライフサイエンス出版より作表）

今日、日本高血圧学会では、家庭血圧の降圧目標レベルを、HOMED-BP研究の成果などをもとに設定している（図22）。

3）家庭血圧の臨床的価値の実際

以下に臨床現場における家庭血圧の有効性の実際を示す。

● 薬効、薬効持続時間の評価

ここに示した症例では、テルミサルタンを朝1回投与している。投与の翌日から、朝も夕も連続的に家庭血圧が低下していくことが明瞭に示されている（図27）。また朝1回投与の薬が翌朝服薬前の血圧も低下させていることから、この薬が24時間効いているという薬効持続時間も示していることになる。以前には、薬効持続時間は、自由行動下血圧測定によるTrough効果/Peak効果比（T/P比）によって評価されることが多かった（図

ドラインは、「診察室血圧と家庭血圧の間に診断の差がある場合、家庭血圧による診断を優先する」という記述を行い、高血圧診療のパラダイムシフトに至った（図26）。

このように、家庭血圧による高血圧診断の根拠は示されたが、家庭血圧による治療基準は、成立していなかった。そこで、我々は、家庭血圧を用いた客観的な降圧療法に関する研究、HOMED-BP研究を2001年に開始し、家庭血圧による降圧目標の設定を試みた。HOMED-BP研究の成果は、「低中等リスク高血圧でのJ型関係」の項の「HOMED-BP研究」に詳述している（p22）。

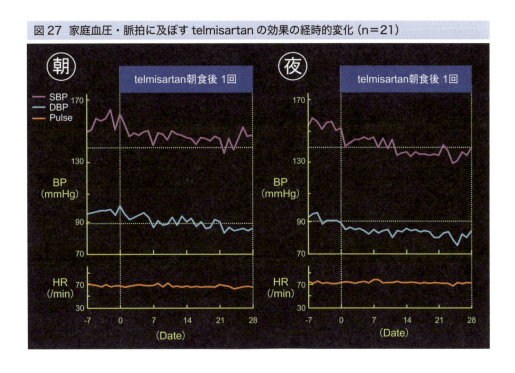

図27 家庭血圧・脈拍に及ぼす telmisartan の効果の経時的変化（n=21）

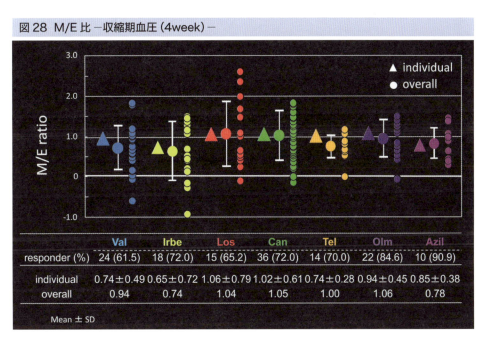

図28 M/E 比 －収縮期血圧（4week）－

S90, 左)。しかしながら、自由行動下血圧は再現性が不良であり、従ってT/P比の再現性も不良であり、薬効持続時間の評価手法としては、不安定な指標であった。そこで、今日では薬効持続時間の評価に家庭血圧による Morning/Evening 比（M/E比）が用いられる（図S90, 右）。投与開始前の血圧レベルと、ある期間投与された朝1回投与の降圧薬の朝の血圧レベルとの差を Morning 効果とし、これを Trough 効果と設定する。そして夕就寝前の血圧レベルとの差を Evening 効果とする。Evening 効果をおよそ Peak 効果に相当すると仮定して、M/E 比を算出する。これが50％以上であるならば、この薬物は、十分な薬効持続時間を有すると判定する。これまで我々が使用してきた七つのARBのM/E比を検討した結果を図28に示している。いずれのARBでもM/E比は1に近く、ARBの薬効持続時間は十分に長いことが示されている。

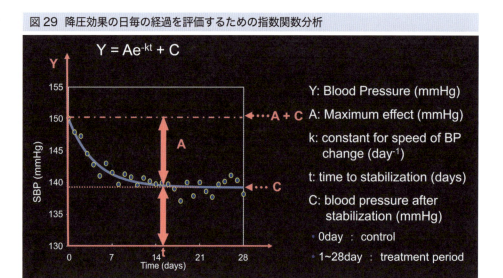

図29 降圧効果の日毎の経過を評価するための指数関数分析

● 薬の最大効果発現時間

降圧薬効果の発現の速度はThe sooner, the betterの場合もThe slower, the betterの場合もあることは、すでに述べた（p18、p26）。これまで、薬効の発現時間の評価はあまりされてこなかった。家庭血圧は、連日ほぼ同一時刻に測定することが前提であることから、1日1日の薬効を連続的に評価することで、降圧のスピードと最大効果発現までの期間を判定することが可能となる。薬効は指数関数的に推移する（図29）。

7つのARBの常用量での薬効の指数関数分析の結果を図30に示す。この7つのARBで、最大降圧効果が最も大きなものは、アジルサルタンであり、最も最大効果発現の早いものは、イルベサルタンであることが示されている。また最も最大効果発現の遅いARBはロサルタンであることがわかる。

● 薬剤誘発性高血圧の発見

薬の効果という点では、それ自身が昇圧をもたらす薬、あるいは降圧薬の作用を抑制してしまう薬の使用は、当然、服薬の間に昇圧現象をたらす。家庭血圧はこうした薬物の作用をreal timeに捉えることができる。図31は、腰痛に対するインドメタシンの投与による昇圧現象をとらえたものである。

● 服薬アドヒアランス/コンプライアンス

さらに家庭血圧を測定させることは、患者の服薬アドヒアランス/コンプライアンス、忍容性を高めることも明らかにされている（図S16）。

図32の45歳の男性は、それまでの現場勤務から営業勤務に移動した。その時の血圧をみると、間欠的に非常に高い朝の血圧が認められた。この間生じたことを問診すると、営業接待を行った夜は、服薬を忘れていたことを患者は自覚していた。診療の場で、図32に示したような具体的な経過を呈示することで、それ以降患者は服薬の必要性を自覚し、このような発作的な昇圧はなくなっている。

● 血圧の日間変動

こうした突発的な血圧上昇や、下降を捉える家庭血圧は、ある期間の測定値の平均の標準偏差として、日間変動性を示してくれる。大迫研究によれば、この日間変動性の増大は、心血管病の死亡リスク増加と関係することが示されている（図33）。家庭血圧測定は、当然ながら、降圧薬の血圧日間変動に及ぼす効果を適格に捉える。図34の症例は、4種の降圧薬でも十分な降圧の得られない、日間変動（血圧動揺）の大きな治療抵抗性高血圧であったが、ARBの追加投与で降圧とともに血圧日間変動の著しい減少（血圧の安定）が得られた。

図 30 各種降圧薬の最大降圧度と降圧速度の関係（SBP）

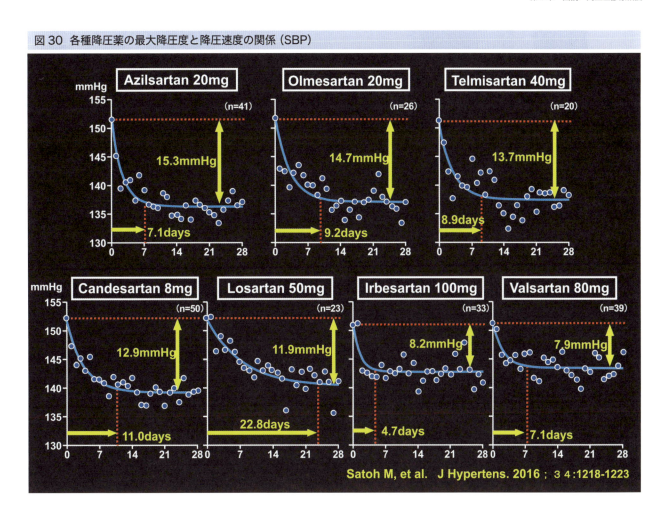

Satoh M, et al. J Hypertens. 2016；34：1218-1223

図 31 非ステロイド性抗炎症薬の昇圧効果

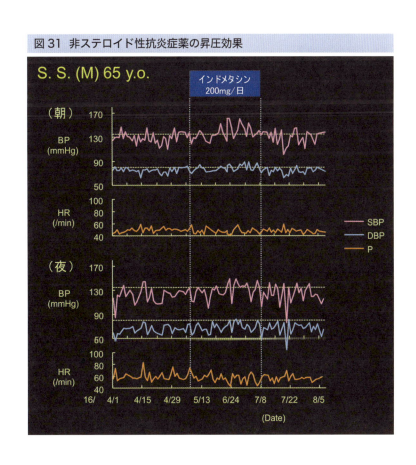

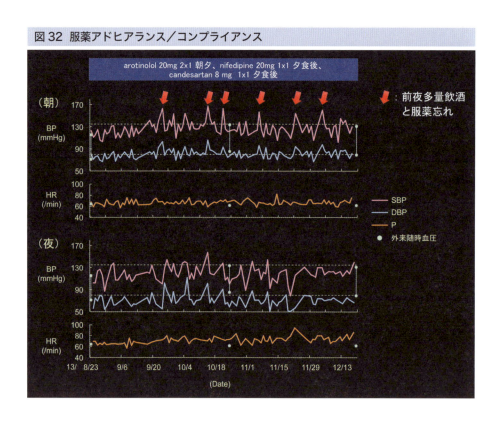

図32 服薬アドヒアランス／コンプライアンス

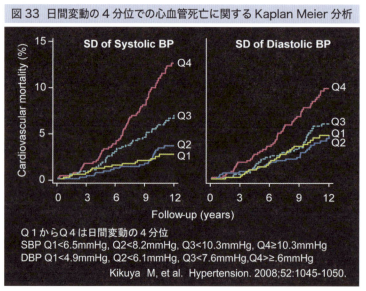

図33 日間変動の4分位での心血管死亡に関するKaplan Meier分析

● 血圧の日内変動

　家庭血圧の盲点の1つに夜間就眠時の血圧測定ができないという点があった。我々はこの盲点を克服する目的で、家庭血圧計に内蔵されている時計をタイマーとして作動させることで、夜間就眠時の血圧を自動で測定できる装置を開発した（図S91）。そこで計られた夜間血圧は、ABPMによる夜間血圧と等価であることを示した（図S92）。これにより、夜間血圧の測定が可能となり、朝夕の家庭血圧と併せて、血圧の日内変動に近似した現象を捉えることが可能となった。これまで、夜間血圧は、昼間血圧や外来血圧に比べ、予後予測能の高いことが知られている（図S93）ことから、今後の高血圧診療では家庭血圧による夜間睡眠時血圧の測定は重要となるだろう。

　血圧日内変動パターンが、予後を反映することもよく知られている（図S94）。図35は自由行動下血圧測定によるものであるが、大迫研究から、

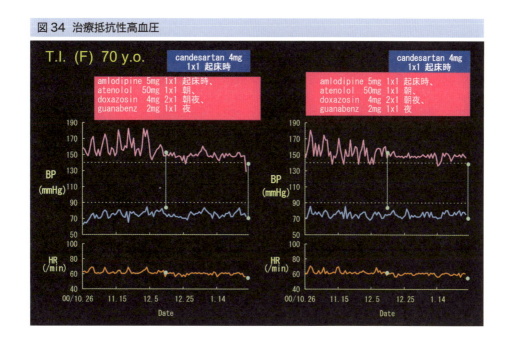

図34 治療抵抗性高血圧

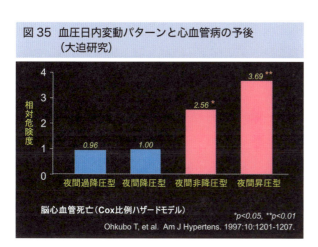

図35 血圧日内変動パターンと心血管病の予後（大迫研究）

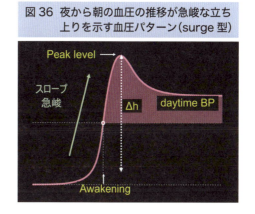

図36 夜から朝の血圧の推移が急峻な立ち上りを示す血圧パターン（surge型）

夜間非降圧型（non-dipper）、夜間昇圧型（inverted dipper, riser）の不良な予後が示されている。

● 早朝高血圧

　大迫研究の成績では、朝の家庭血圧は、夕の家庭血圧より高い。他の時間帯に比べて、特異的に朝高血圧を示すものは、早朝高血圧と呼ばれる。朝の高血圧を示す者には、夜間の低い血圧から、覚醒前後で急激に昇圧し、覚醒直後に高血圧を示すモーニングサージ（morning surge）型と（図36, 図S95）、夜間就眠時に降圧せず（non-dipper）、あるいは就眠とともに血圧が上昇を開始し、覚醒直後にピークに達し（inverted dipper, riser）、朝の高血圧を示す二つのパターンがある

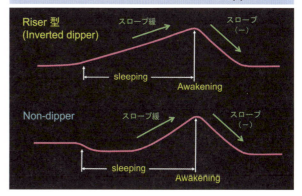

図37 夜から朝の血圧の推移が緩慢な立ち上りを示す血圧パターン（riserあるいはnon-dipper）

（図37, 図S96）。

　朝の家庭高血圧は、晩の家庭高血圧に比べて、脳卒中の発症・死亡をより良く予測する（図S

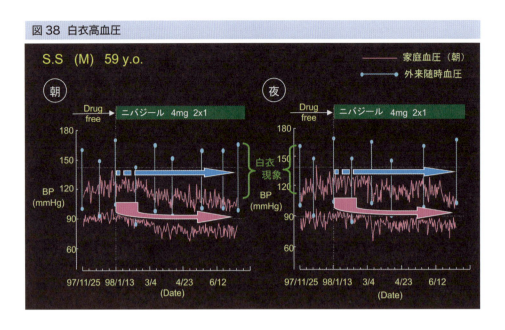

図38 白衣高血圧

97）。同様に、家庭血圧の朝晩較差の大きさに比例して、脳心血管病死亡リスクが上昇する（図S98）。従って朝の家庭血圧測定は大変重要となる。大迫研究の成績によれば、朝の家庭血圧と昼の自由行動下血圧の較差の大きいもの（相対的な早朝高血圧）では、夜間から早朝にかけてのスロープは緩い。すなわち、non-dipper あるいは riser の傾向がある（図37, 図S96, 図S99）。従って、早朝高血圧のリスクは多くの場合、non-dipper, riser のリスクと一致するだろう。non-dipper, riser のリスクは、相対的な夜間高血圧のリスクと一致すると考えらられる（図S93, 図S94）。

また早朝高血圧はこの時間の家庭血圧を測定しなければ、その診断は不可能であることから（仮面高血圧の存在）、朝の家庭血圧測定は仮面高血圧の診断に不可欠である（図10）。

● 白衣高血圧・仮面高血圧と家庭血圧

白衣高血圧は、医療環境に対するストレス反応の最たるものといえる。図38は治療開始前、朝の家庭血圧が、外来血圧に比べ明らかに低値を示す白衣効果の大きな症例を示している。この白衣効果は、再現性良く現れている。Ca拮抗薬1剤の投与により家庭血圧では明らかな降圧作用が認められているが、外来随時血圧には降圧作用が認められない。白衣効果で修飾された外来血圧には降圧薬作用の乏しいことが知られている。白衣高血圧は、短期的に良好な予後を持つと考えられる（図S100）。例えば、無症候性脳血管障害など、脳心血管病のリスクは低いと考えられているが（図S101）、長期の観察で、持続性高血圧への移行のリスクが高く、注意深く経過を観察せねばならない（図S102）。

白衣高血圧とは逆の現象である、仮面高血圧も家庭血圧で捉えることができる。

図39は、ほぼ正常にコントロールされていた外来血圧に対し、大変高い朝の家庭血圧を示した仮面高血圧の症例である。この仮面現象も再現性よく出現している。本症例では服薬時間変更と他剤への変更により、朝の家庭血圧が低下し、ついには降圧薬の調整により仮面現象の消失（朝の家庭血圧での大きな降圧）が認められた。

仮面高血圧の心血管病へのリスクは高く、また仮面高血圧の予後は、持続性高血圧のそれと同等かそれ以上である（図S100, 図S101）。従って、家庭血圧測定による早朝血圧、睡眠時血圧の測定は、今後の高血圧診療では不可欠なものと考えられる。

● 季節変動

家庭血圧は、毎日1年間を通して血圧を測定するのが原則である。その結果、血圧の季節変動を

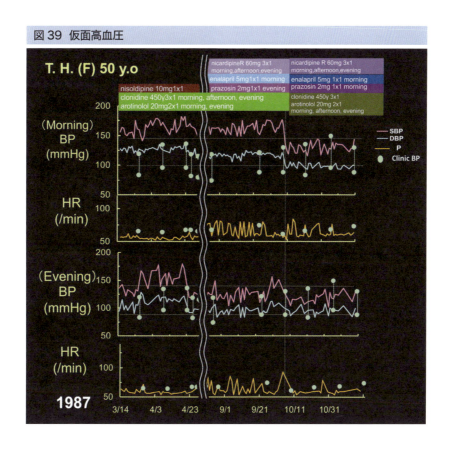

図39 仮面高血圧

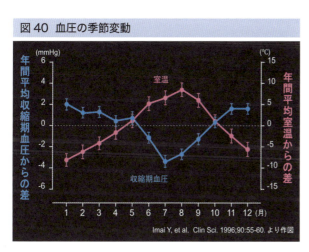

図40 血圧の季節変動

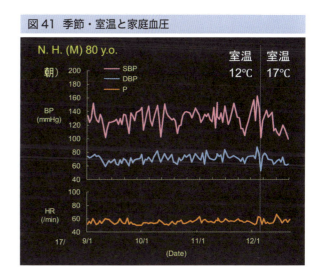

図41 季節・室温と家庭血圧

みごとに捉える（**図40**）。冬、気温の低下とともに血圧は上昇し、夏、気温の上昇とともに血圧は下降する。この季節変動の再現性は高い（**図S103**）。従って、我々医療者は、秋に降圧薬を増やし、春に降圧薬を減らすという降圧薬の調節を家庭血圧を根拠に行い得る。

図41の症例では、寒冷期に入り徐々に朝の家庭血圧が上がってきた。そこで、暖房を入れると家庭血圧は正常化してきた。冬季の室温の調節（暖房）の大切さを示してくれる一例である。

● 生活習慣の是正

家庭血圧測定は、生活習慣の是正をもたらす。例えば、この57歳の大酒家は、多種の降圧薬を服用してもなかなか血圧が下がらない治療抵抗性高血圧であった。そこで禁酒を勧めたところ、血圧はみごとに下がってきた（**図42**）。**図43**の症例では、前日の夜の大酒と寝不足が、翌朝の著しい昇圧をもたらしている。

同様に、ダイエットによる体重制限でも、みご

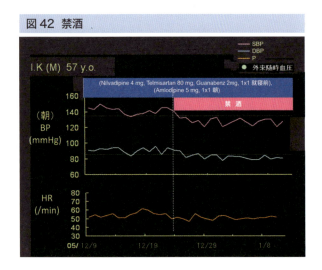

図42 禁酒

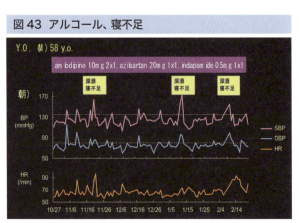

図43 アルコール、寝不足

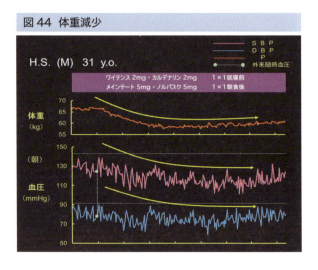

図44 体重減少

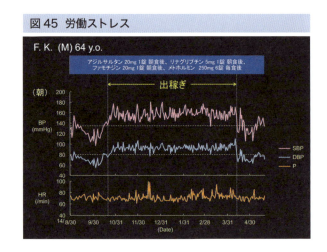

図45 労働ストレス

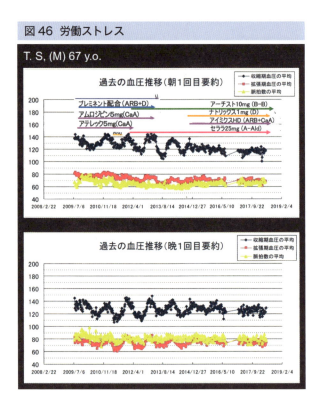

図46 労働ストレス

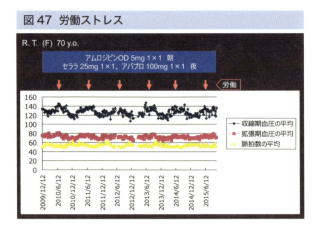

図47 労働ストレス

とな降圧が示されている（図44）。

● 労働ストレスと家庭血圧

　家庭血圧は、様々な日常のストレスに対する反応をよく捉える。例えば、労働ストレスである。この成人男性は、冬季、酒造りのため出稼ぎに出た。出稼ぎ直後より、非常に高い血圧を示し、出稼ぎ

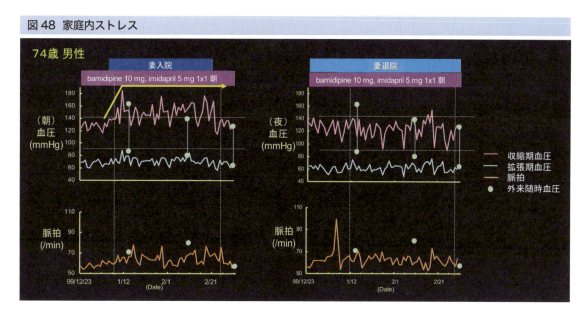

図48 家庭内ストレス

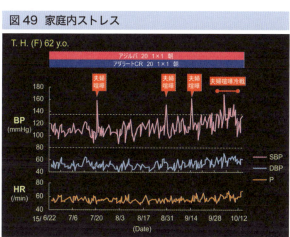

図49 家庭内ストレス

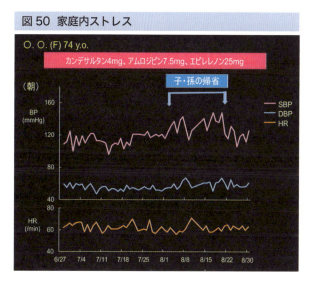

図50 家庭内ストレス

を終えて帰省すると、みごとに血圧が下がっている（図45）。出稼ぎ中の脳心血管病の発症頻度が高いことはよく知られている。図46は、出稼ぎ前に降圧薬を追加投与して出稼ぎ中の昇圧をコントロールすることができた症例である。

図47の症例では、冬季昇圧ではなく、春から夏にかけての農繁期に周期的な昇圧が認められている。

● 家庭内ストレスと家庭血圧

74歳の男性の妻が、外科手術のため、1カ月半程入院した。残された夫の血圧は、妻の入院翌日より劇的に上昇している。また妻の退院と同時に血圧は下がっている（図48）。

次は、妻のストレス反応である。よく安定していた女性患者の血圧が連続的昇圧と発作的上昇を示している。これは夫婦の不和と口論前後の血圧である（図49）。

図50は、お盆期間に息子夫婦と孫が訪れた間の祖母の家庭血圧の推移である。可愛い孫の来訪といえども大きなストレスが加わっていることがみて取れる。

● 災害時の家庭血圧

これは仙台市在住の著者の外来を受診中の高血圧患者さん達の、東日本大震災前後の家庭血圧の推移である。津波の影響もなく、家も倒壊しなかった患者さん達の血圧でさえ、このように地震直後

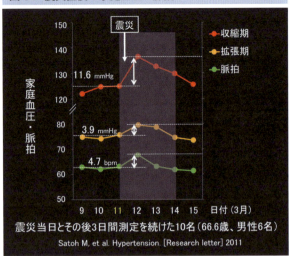

図51 震災直後の家庭血圧・脈拍

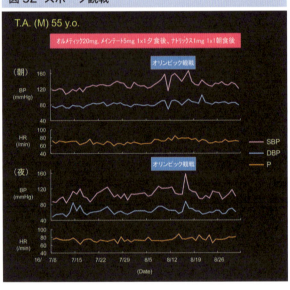

図52 スポーツ観戦

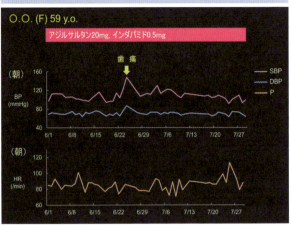

図53 生理的刺激

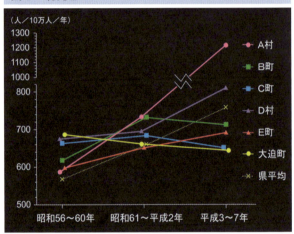

図54 総死亡

に上昇していた（**図51**）。東北大学の循環器科からの報告では、この時期に脳卒中、心筋梗塞が極端に増えたことが示されている（**図S104**）。

● 精神的・肉体的刺激と家庭血圧

人は日常生活の中の様々な内的、外的刺激に反応して血圧を変動させる。そうした変動を家庭血圧はよく捉える。**図52**はスポーツ観戦中の血圧の変動である。スポーツ観戦中に脳心血管疾患を発症する例は頻繁に報告されている。一方、**図53**は、内因的な刺激に対して認められた昇圧である。この症例では、歯痛が持続したが、その間明らかな昇圧を認めている。

15. 家庭血圧導入の効果

これまで述べてきたように、家庭血圧を高血圧診療に導入することで得られる利益は大きい（**図11**）。大迫研究で、家庭血圧を導入して以来、その効果は地域住民の保健、医療の質向上に大きく貢献したものと思われる。例えば、大迫研究に家庭血圧を導入した1986年以降、大迫地域の総死亡率は、周辺5町村に比べ、唯一減少傾向を示している（**図54**）。それを機の1つにして大迫地域での国保一般被保険者一人あたりの診療費の増加率は、近隣6町村の中で、最も低くなった（**図55**）。その裏には、大迫地域における脳卒中発症の減少があると推定される（**図56**）。大迫地域男性成人は、北上市、花巻市などの事業所に勤務する兼業農家が多い。60歳までは、かつての職域検診や特

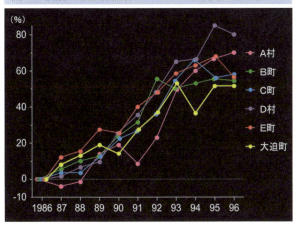

図55 国保一般被保険者一人あたり診療費の増加率

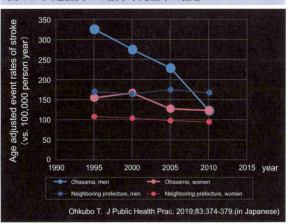

図56 大迫住民での脳卒中発症率の推移

定健康調査による検診受診者であり、検診を受けても積極的な高血圧診療の受療は決して多いものではなく、受療したとしても不十分な血圧管理がなされていたと思われる。その結果と推定されるが、大迫地域男性の脳卒中発症は、隣県での発症率に比べても高かった。大迫地域の成人男性は60歳を過ぎると、事業所を退職し、住民検診を受けると同時に大迫家庭血圧測定事業に参加してきた。一方、女性は、医療保険各法、健康増進法に基づく住民検診に加え、1986年以降約10年間すでに大迫家庭血圧測定事業に参加し、家庭血圧測定を継続し、それに基づく高血圧医療への受療が開始されていた。従って、1995年当時、大迫の成人女性の脳卒中発症率は、すでに標準的な率になっていたと思われる。一方男性では、1995年以降順次60歳以上の男性は、退職後家庭血圧測定事業に参加し、高血圧医療への受療がなされ、その結果、連続的に大迫地域男性の脳卒中発症率が減少し続け、今日では標準的発症率になったものと思われる（図56）。

16. 過疎地域における高血圧医療の実態

大迫研究、HOMED-BP研究の進行とともに2010年以降、我々は、岩手県立大迫地域診療センターにおける高血圧診療を開始した。ここでの診療には、東北血圧管理協会の医師に加え、帝京大学医学部、東北医科薬科大学の医師が5人参加している。ここで行われる高血圧診療は、家庭血圧データに基づく診療である。大迫地域住民の多くは家庭血圧測定事業に参加し、家庭血圧による高血圧診断を受け、近隣医療機関あるいは大迫地域診療センター高血圧外来への受診が推奨される。

受診勧奨された住民は、受診時に、家庭血圧測定事業より渡された家庭血圧測定結果を持参することが奨められる（図S105）。こうして高血圧診療が開始されるが、大迫地域診療センターでは、この家庭血圧測定結果をもとに、家庭血圧降圧目標基準に合わせて降圧薬療法を開始している。一方、大迫地域診療センター以外の診療所受診者の診断・治療基準に関しては介入が不可能であり、不明である。

ここで、2016年から2019年にかけての大迫地域診療センターと、周辺医療機関における血圧管理状況についての分析結果を示す（図S106）。

2016年から2019年の4年間の大迫研究で、家庭血圧測定を続けた829人のうち、降圧薬服用中で、外来受診状況が把握できた375人を分析の対象とした（図S107）。この375人中、173人は大迫地域診療センター高血圧外来に、残り202人は近在の診療所に通院中である。こうした対象中、4年前に未治療かつ朝家庭血圧135/85 mmHg以上の高血圧を示していた対象の治療前家庭血圧レベルは、大迫地域診療センターに通院を開始した対象において、その他の診療所に通院を開始した対象より高い傾向を示している（図S108）。

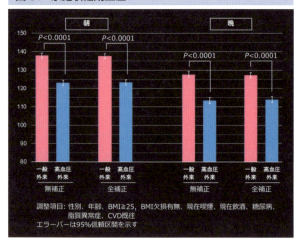

図57 家庭収縮期血圧

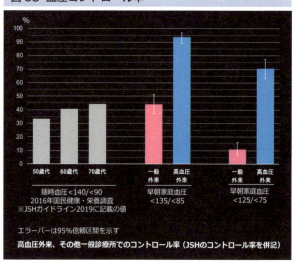

図58 血圧コントロール率

4年後の朝の家庭血圧レベルは、一般外来136 mmHg、大迫地域診療センター高血圧外来123 mmHgと収縮期血圧レベルで大きな差が出ている（図57）。

拡張期血圧においても、同様に明らかな差が出ている（図S109）。

実際に降圧目標達成率を朝の家庭血圧でみてみると、135/85 mmHg未満の達成率は大迫地域診療センター高血圧外来で93％、一般外来で44％と大きな開きが出ている（図58）。JSH2019の家庭血圧降圧目標125/75 mmHg未満の達成率をみても大迫地域診療センター高血圧外来で70％、一般外来で11％と大きな差が出ている（図58）。この一般外来での135/85 mmHg未満の達成率44％が低いことを示そうというのではない。事実2016年の国民栄養調査での降圧目標達成率平均40％より、大迫地区一般外来での家庭血圧135/85 mmHg未満達成率は高いのである（図58）。従ってこの地域の診療所の医療者は、全国平均かそれ以上の高血圧治療を実践しているものと思われる。一方、ガイドラインに則り、ポリファーマシーを恐れず、治療イナーシャを常に意識しつつ、十分に服薬アドヒアランス／コンプライアンスをチェックし、家庭血圧に基づいて降圧薬療法を行うと、90％の家庭血圧降圧目標達成率が得られるということである。（図S110）しかしながら、その裏には、降圧薬の多剤投与のあることにも言及せねばならない。一般外来では、1種類の降圧薬が処方されている患者は、57％であり、3種類以上の降圧薬を処方されている患者は11％であったが、大迫地域診療センター高血圧外来では、3種以上の降圧薬処方率は34％であった（図S111）。

一般外来においては、なお診察室血圧に基づき単剤での降圧薬療法が多く行われることが推察される。一方家庭血圧に基づき、多剤併用による降圧薬治療を行えば、厳格な降圧目標レベル達成も可能であることが確認される（図S110）。ちなみに、SPRINT研究の厳格降圧群では平均2.8剤の服薬で、追跡中のSBP平均は122 mmHgまで降圧している。一方、標準降圧群で平均135 mmHgまで降圧させるのに、平均1.8剤が投与されていた（図S112）。

17. 高血圧医療の将来と家庭血圧の応用

1）過疎地域医療の現状と家庭血圧

大迫地域の人口は、1985年8053人であったものが、2023年では人口4439人以下と大幅に減少している（図S113）。

その上、大迫地域人口の高齢化は著しい。1985年には、高齢化率が16.2％であったものが、2020年には、46.4％と大変な勢いで高齢化が進んだ（図S114）。

さらに大迫町では医療状況が深刻である。2007年以前には小なりとはいえ、内科、外科、整形外科、

耳鼻科、眼科などを備えた岩手県立大迫病院があった。それが県の医療費削減と市町村合併のあおりを受け、2007年には、7床の有床診療所になり、さらには2009年には、無床診療所となってしまった（図S115）。そしてこの診療所には、内科医が一人勤務しているという状況になっている。

大迫地区は面積として、東京23区 621 km² の1/3以上、246 km² を有しているが（図S116）、この広い地域の4400人の人口に対し、内科医一人が医療を担っているという状況にある。これは、日本経済の縮小が医療資源の減少につらなり、減少した医療資源の有効活用として、医療資源の局在、集中化が進み、その結果として過疎地域への医療資源投資の減少が顕著となり、過疎地域での医療サービスの低下が生じているというのが、大迫地区の現状であろうかと思われる（図S116）。そして大迫地区に限らず、多くの過疎地域の高齢化は進行している。とりわけ、過疎高齢化社会での独居住民、孤立世帯の増加、さらに例えば親子関係の希薄化といった社会的支援ネットワークの劣化が大きく地域の医療状況にのしかかっている（図S117）。そこで、医療費のより効率的な活用を考慮しなければならない。それには、予防医学的な介入を行う以外にないと考えられる。

2）家庭血圧を用いた遠隔健康管理システム（Tele-healthcare system）

そこで、我々は、予防医学的見地に立ち、家庭血圧を用いた地域遠隔健康管理システムを開発・運用をしている（図S118）。このシステムの主たる対象は、独居老人、孤立世帯老人、慢性疾患を有する高齢者などである（図S119）。

そのシステムを稼働するために、図59のようなシステムを開発した。参加者が、家庭血圧を測ると、Bluetoothでデータがゲートウエイに飛び、自動的にゲートウエイを介して血圧データが我々のサーバーに転送される。インターネットを介して健康管理者の端末からその情報にアクセスし、健康管理者が毎日それをチェックするというシステムである。このような機能はスマートフォンを

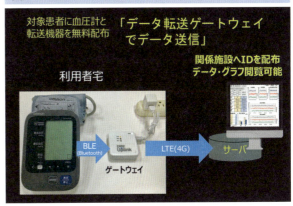

図59　血圧データ収集システム

使用すれば、簡単に入手し得ると考えられるが、大迫住民に限らず、70歳以上の人々の何人がスマートフォンを使いこなせるであろうか？

このように健康管理者の所に送られてきたデータは、医師、保健師などが毎日チェックし、その住民の健在を確認することができる。もし、数日間情報が届かない時には、保健師などが直接訪問、電話訪問などで、安否を確認し、必要な対応、例えば服薬指導、生活指導、受診勧奨などを行う（図60）。例えば、認知症の進行などは、実際に保健師などが住民とコンタクトを取らなければ、決して判断できない。このシステムは、人が介在することで、真の見守りシステムであると同時に健康管理システムとなっている。このシステムでは、ゲートウエイ、通信料、サーバー経費というコストが必要となる。さらに過疎地域であるがゆえに、ゲートウエイからのインターネット通信環境の不全が随所で認められることが、このシステムの大きな問題点であった。そこで現在、家庭血圧情報を固定電話回線を用い、安価に通信の可能なシステムが開発され運用されている。このシステムの運営のためのリソースは、新たに設立された社団法人がすべて負担するという運用がなされているが、当然、将来的にはこうしたシステムは、行政・地方自治体が主体となって運用していくべきものと考えられる。

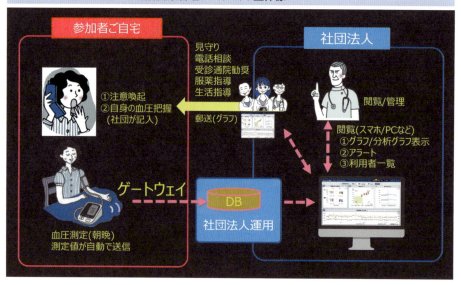

図60 家庭血圧に基づく遠隔健康管理システムの全体像

3）家庭血圧を用いた高血圧テレメディシンあるいはDigital management

前項で述べた遠隔健康管理システムの対象である地域住民を高血圧患者に置き換えて、高血圧診療に応用すれば、これはそのまま遠隔医療システムとして応用可能である。また先に述べた我々のHOMED-BP研究のシステムもデジタル技術を用いたシステムであることから、デジタルマネージメントの一種といえる（図S120、図S121）。

テレメディシンへの応用に限らず、家庭血圧の高血圧診療への導入は通常診療に比べて、降圧薬治療の効果を改善すると報告されている（図61、図S122）。さらに家庭血圧をテレメディシンに応用することで、その臨床効果はいっそう高まる。多くの無作為化比較試験で、テレコミュニケーションサービスを用いた高血圧管理は、血圧コントロールを改善すると報告されている（図S123）。高血圧テレメディシンでは、患者自身が血圧を測定・記録することで、高血圧の認識度が高まり、連日の血圧経過をリアルタイムで捉えることが可能であり、降圧薬効果の評価もリアルタイムで行い得ることから、降圧薬の質と量の調整が容易に行い得るようになる。

大切なことは、家庭血圧のテレトランスミッションを介したfeed backにより患者の服薬アドヒアランス/コンプライアンスの改善と医療者の診療

図61 家庭血圧を用いたテレメディシンの効果

- 医療者患者と医療者の意思疎通を向上
- 血圧測定、記録による患者意識の改善
- 高血圧の早期発見、早期治療への誘導
- 白衣高血圧、仮面高血圧、治療抵抗性高血圧の正しい評価
- 血圧経過追跡を容易に
- 降圧薬効果評価の即時性
- 服薬アドヒアランスの改善
- 医療者の診療イナーシャへの警鐘
- 高血圧医療へのコメディカルの関与の可能性
- 良好な血圧コントロールへの誘導
- 受診回数の節約
- 医療費の節減
- 降圧薬の自己調節の可能性
- 医療へのアクセス改善
- 血圧管理の教育と訓練を容易にする
    高血圧管理計画への患者の参加とアドヒアランスの向上
    高血圧に関する知識の向上
    高血圧管理の知識、技術、可能性、意志を向上
    積極的な患者行動の励起

イナーシャの改善が得られるということである（図61、図S124）。さらに、家庭血圧を用いたテレメディシンにコメディカルが関与することで、血圧管理はいっそう改善することが期待される（図S125、図S126）。

高血圧テレメディシンは、医療アクセスの困難な僻地の患者に対しても平等に質の高い診療をも

たらすことが可能である（図S127）。また受診回数の節約や、服薬アドヒアランス/コンプライアンスの改善は、結果的に医療費の削減をもたらすだろう（図S128）。

将来的には、家庭血圧のテレトランスミッションを用いて降圧薬の自己調節も行い得る時代が来るだろう。

とはいえ、高血圧のテレメディシン、デジタルマネージメントの実行には、なお障害がある（図S129）。自己血圧測定のための装置の購入や、システム運用の経費の問題は大きい。この解決のためには、最初にデジタル情報転送可能な家庭血圧測定装置の医療機器としての承認がなされることが必要だろう。さらに医療機関がこれを保有し、患者に貸与することで、家庭血圧測定が保険収載される、あるいは高血圧のためのテレメディシンが固有に保険適用されることが必要である。その際モバイル機器を用いた情報のやりとりは、高齢者のIT技術導入への抵抗、IT導入の技術的困難、IT導入・維持の経費が高いハードルとなる。従って現実には、IT技術の使用を覆い隠した（IT技術を使用するが、使用者は気づかない）、経費のかからない情報転送の可能なシステムが開発されなければならない。そこで現実的な方法として、第2章で述べる家庭血圧に基づく高血圧診療支援システムが開発された。これは、血圧情報が貯蔵・蓄積された血圧計を患者が診療所に持参し、診療所でパーソナルコンピューター（PC）にそのデータ転送し、PC上で集計、アルゴリズムよる判断と検索が行われ、それが患者にフィードバックされるというシステムである。その一部はすでに多くの診療所で行われているシステムといえよう（図S130）。

第2章

家庭血圧に基づく高血圧診療支援システム演習

演習を行う場合は下記サイトにアクセスし、アカウントを作成して、必要情報を入力後に演習を開始して下さい。
https://tmbp.site/signin.html

※当該サイトは医療関係者（学生含む）を対象とした演習用サイトです。内容は各種ガイドラインを元に著者の経験とエビデンスに基づく指針が示されますが、実臨床に使用することを目的としてはおりません。演習の結果は各自の責任においてご利用・ご判断下さい。

Dr.今井の高血圧診療支援システムの概要

1. 家庭血圧に基づく高血圧診療支援システム開発の背景

　高血圧パラドックスを克服するには、治療イナーシャの改善と服薬アドヒアランス/コンプライアンスの改善が必要である。この両者に対する対応として、有効な手段の1つにITを用いた家庭血圧の情報伝達とコンピューターによる判断アルゴリズムに基づくデジタルマネージメントがあるだろう。ここに紹介する新たに開発されたシステムでは、患者と医療者がインターネットで結ばれているわけではない。そうした意味ではテレメディシンというよりも、デジタルマネージメントと呼ばれるものであろう。本システムでは、血圧計に蓄えられたデジタル情報が、医療現場でBluetoothを用いて医療者のタブレットに転送され、PCでそのデジタル情報がアルゴリズムに則り、処理・判断され、それを医療者が検索し、患者に情報を還元するのである（図S130）。医療現場でのBluetoothの部分を在宅患者とのインターネット通信に置き換えれば、そのままテレメディシンに応用できる。

　「なにもスマートフォンを用いれば、そんなことは簡単ではないか」という大方の意見は十分に承知している（p41参照）。これは概念的によくわかる。しかし実際にある程度歳のいった患者にスマートフォンを介した情報のやり取りをさせるとなると想像以上に困難が伴う。実際には、スマートフォンを所持していない年齢層の高血圧患者が、我々の日常診療での対象であることが多い。

　将来はともかく、当面は、十分なメモリー容量とカレンダー/時計機能を有する家庭血圧計での測定と、その家庭血圧計の診療現場への持参とPCへの転送が最も現実的な家庭血圧情報の応用方法であろう。PCに転送された家庭血圧情報は、蓄積、貯蔵、集計され、アルゴリズムで判断される。そして医療者による検索の後、患者にフィードバックされる（図S131）。

2.「Dr.今井の高血圧診療支援システム」汎例

　本システムは、JSH2019のすべてに合致した診断や治療の推奨を行っているものではない。原則的には、JSH2019のガイドラインに従っているが、本システムでの診断や治療の推奨はあくまで本著者の判断に基づくこのシステム独自の判断であることを強調したい。本システムの診断、治療の推奨は、指示ではなく、あくまで本システムからの提案であり、参考と考えてもらうことが必要である。最終判断は、本システムの使用者（本書の読者）が注意深く行う必要がある。

対象：本システムの対象は、成人の本態性高血圧症患者である。従って、診療の進行の過程で繰り返し、二次性高血圧の可能性をチェックするようにとの提案がなされる。

　本システムでは、小児高血圧は対象としていない。また妊婦も積極的に対象としたものではない。しかし初診時、妊娠の有無の確認が求められる。もし妊娠していることが推定あるいは確定された場合、妊娠時の降圧薬療法の注意はシステムから喚起されるが、降圧目標は通常の成人と同じ扱いにしている。これは、日本妊娠高血圧学会の示す降圧目標より少し厳重な降圧目標となっている。近年、欧米においても、妊娠高血圧に対する降圧薬療法での降圧目標は、より厳重なものになりつつある。

年齢の分類：降圧薬開始時期、降圧目標レベルは、75歳以上、75歳未満で分け、対応を差別化している。65-74歳は、今日の多くの人々の生物学的年齢の状態から考えて、高齢者には含めず、本システムでは、75歳以上を以て高齢者の判定を行った。また85歳以上の超高齢者は、「重症度・リスク判定」や「推奨診療情報」を行う項で、降圧療法の推奨において超高齢者であることの注意喚起と超

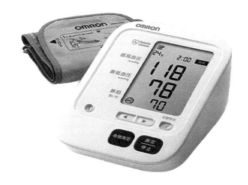

図62 オムロン HEM-9700T

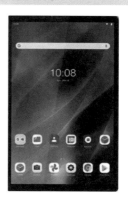

図63 Lenovo Tab K10

高齢に対する提案がなされる。

ただし、高値血圧者の年齢区分は、早期の治療開始を考慮して65歳未満を若壮年としている。

高値血圧者のリスク層別化においては、「65歳以上」を1つのリスクとしている。これは、JSH2019のリスク第2層で、「65歳以上」をリスクの1つと判定していることから、本システムでも、「65歳以上」を1つのリスクとした。これは高値血圧者における早期のリスクへの介入を考慮した予防を目的とした年齢区分である。

3. 血圧測定と血圧値入力

本プログラムは、高血圧診療システムの運用を演習するために作成されたものである。演習にあたっては、原則的に仮想の患者データを入力することになるが、実際の患者データを入力してシステムがどのような応答をするかを確認することももちろん可能である。その結果を実際の診療に応用するか否かは、このプログラムを使用する医師の判断による。

以下に、仮想の患者が初診あるいは再診した時のデータ入力処理と進行過程の実際を示す。

本システムでは、初診時、家庭血圧測定値を持参しない場合、ガイドラインに則った診察室血圧測定条件に則り、座位血圧を2回測定し、PC上にマニュアルでその値を入力し、その平均値で初診の診療を続ける。初診時に家庭血圧値のない場合、次回、再診1回目までに手持ちの家庭血圧計で、血圧測定することを奨め、次回記録の持参を促す。

もしも家庭血圧計を所有していない場合、家庭血圧計の購入と測定の開始を奨める。この際、血圧計は上腕血圧計であることが必要である。患者が一般的な上腕血圧計を購入したならば、血圧記録用紙を提供し、それにJSH2019の家庭血圧の測定条件（図23、P27）に則った測定を指導し、血圧値を記録することを奨める。

測定された家庭血圧が記憶保存され、それを最終的に医療端末PCに電送するためにはBluetoothで血圧値を電送できるHEM-9700Tを使用せねばならない（図62）。現在は、このHEM-9700T以外の血圧値ではたとえBluetooth電送機能のある装置でも、今回のシステムにつながるかどうかは保障できない。近い将来、他のオムロンの機種でも、このシステムにつながることを期待している。

HEM-9700Tのデータは、Bluetoothを用いて、タブレット型端末にデータを転送しなければならない（図63）。今の所、このタブレット型端末もHEM-9700Tとの相性で、機種が限定される（Lenovo Tab K10）。Lenovo Tab K10はHEM-9700Tの血圧記録情報を取り込むためのプログラムをインストールした状態で、使用者（本書の読者である医師や、HEM-9700Tを利用する研究者）が、フクダコーリン株式会社（カスタマーサポートセンター、電話 0120-088-203）から直接買入せねばならない。なお、このHEM-9700TとLenovo Tab K10の組み合わせは本システムのシステム運用のためだけに開発されたものではなく、日常診療や臨床研究において、一般医家、研究者が使用する目的にあわせて開発されたものである。現状ではHEM-

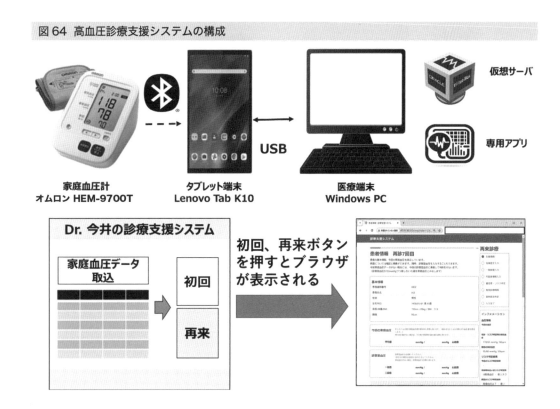

図64 高血圧診療支援システムの構成

9700Tは医療機器として扱われ、直接ユーザー（患者さん）が買入することはできない。買入は本システムの使用者（医師）がフクダコーリン社から直接買入し、それをユーザー（患者さん）に手渡す（貸し出し、あるいは譲渡する）ということになる。

図64に高血圧診療支援システムの構成を示す。HEM-9700Tに蓄積されたデータは、タブレット端末にBluetooth通信を用いて転送される。転送された家庭血圧データは、タブレット上の特定の場所にCSVファイルとして保存されているため、これを医療端末（WindowsPC）で読み取る必要がある。

医療端末では、本システムが動作するための仮想サーバと、仮想サーバにデータを転送するための専用アプリケーションが必要となる。専用アプリで操作を行うと、ブラウザを介して仮想サーバ上で診療支援システムのプログラムが動作し、集計、解析がなされ、診療内容が提案される。主治医がこれを受容すれば、このプログラムに沿って診療が進行されることとなる。

本家庭血圧に基づく高血圧診療支援システムのデジタル演習では、演習用サーバを使用し、疑似体験を可能としている。指定されたURLにアクセスすることで操作演習が可能である。

演習を開始するには、アカウントの発行が必要である。新規登録リンクをクリックしアカウントを作成する。アカウント発行後、システムにログインする。

この演習では、家庭血圧データを直接転送することができないため、家庭血圧データの平均値を手入力する必要がある。可能であれば、直近1〜2日間の朝の血圧の平均値を使用することが推奨される。朝の血圧データがない場合には、他の時間帯の血圧値を診断に使用する。その際、実際の患者さんのデータを入力することで、演習を実行するかどうかは、演習実施者の判断と責任で行うこととする。

血圧値の判定：本システムでは、初診時、家庭血圧情報がない場合、初診時の診察室血圧のみで、血圧重症度を判定することになる。しかし原則再診1回目より家庭血圧情報があることを前提にし、家庭血圧により診療を進行させることを推奨している。

もちろん、初診時に家庭血圧記録を持参しているならば、初診より家庭血圧値に基づいて診療を開始することができる。

予後影響因子とリスク判定：本システムでは、JSH2019ガイドライン中の予後影響因子で、リスク層別に用いられる因子以外の個々の予後影響因子もそれぞれ1つの危険因子とした。

すなわち、リスク層別化は、JSH2019でいう「リスク層別化に用いる予後影響因子」（例：糖尿病、脂質異常症、蛋白尿等）に加え（図S132、図S133）、脳、心、腎、血管の危険因子を構成する因子それぞれ（例：大血管疾患、狭心症、eGFR＜60 ml/min/1.732、低HDLコレステロール血症、空腹時血糖＞125 mg/dl等）を1つの予後影響因子とし（図S132、図S133）、それぞれを加算して予後影響因子の数を0-1個をリスク第1層、2個をリスク第2層、3個以上をリスク第3層とした。もちろん、例えば低HDLコレステロール血症と高中性脂肪血症が同時にある場合は、脂質異常症1つのリスクと算定している。またeGFRは、血清クレアチニン値と年齢からPC内部で計算され、その値をCKDを含めた腎臓器障害の存在の根拠としている。心電図、心エコーによる左室肥大の判定結果は、アルゴリズム構成の関係上、プログラム中の危険因子入力の項の臓器障害、心血管病には反映せず、臓器障害、心血管病の選択肢から主治医に直接チェックしてもらう方式をとっている。

JSH2019では、リスク第2層で、予後影響因子1個の場合と、リスク第3層で、予後影響因子3個以上、あるいは臓器障害/脳心腎血管病の合併の場合を想定しており、予後影響因子2個だけの場合は想定していない。そこで本システムでは、アルゴリズム決定上混乱が生じないよう、危険因子1個の場合、リスク第1層、危険因子2個の場合、リスク第2層とし、3個以上の場合をリスク第3層とした。

例えば、I度高血圧を有する45歳の男性（危険因子1個）で、脂質異常、喫煙がない場合は、JSH2019では、リスク第2層・中等リスクに分類されるが、本システムではリスク第1層・低リスクに分類される。またI度高血圧を有する76歳（危険因子1個）の男性（危険因子1個）で、脂質異常、喫煙がなければ、危険因子は2個であり、JSH2019ではどこのリスク層にいれてよいか迷うが、本システムでは、I度高血圧・リスク第2層で、中等リスクと分類される。

以下に具体的なリスク第2層の予後影響因子の例を示す。

予後影響因子2つ（リスク第2層）の例
・75歳以上（1）、男性（1）
・75歳未満（0）、男性（1）、喫煙（1）
・75歳以上（1）、女性（0）、脂質異常症（1）
・75歳未満（0）、女性（0）、脂質異常症（1）、肥満（1）

なお本システムでは、合併症が1つでもあれば、いずれの血圧レベルでも高リスクと判定されることは、JSH2019と同じである。

本システムは、ESC/ESH2018ガイドラインのリスク判定に共感し、JSH2019の高リスクを高リスクと超高リスクに分類し「推奨診療情報」の中に取り入れている。推奨診療情報の推奨方針の中で、例えばIII度高血圧に、糖尿病、CKD、心血管病合併の場合、超高リスクという言葉を用いて、注意を喚起している。

メタボリックシンドロームの扱い：本システムでは、メタボリックシンドロームをリスク第3層の合併症と同等の独立した危険因子として残している。これがあれば、高リスクと判断する。メタボリックシンドロームは、高血圧、腹部肥満、脂質異常症、糖代謝異常の因子が3個あるいは4個重複するものになり、これがあればこのシステムでは、第3層に入ることになり高値血圧であっても高リスクとした。

降圧薬の選択：本システムでは、例えば利尿薬1/2剤あるいは1剤で、降圧目標に達しない時、その薬物の増量は奨めず、2剤の併用を奨めている。

本システムでは、II度以上の高血圧では、最初から2種併用を奨める場合もある。

III度に近いII度高血圧では、1剤の降圧薬ではコントロールが不可能な場合が多く、「家庭血圧レ

ベルが 160/100 mmHg に近いような場合、最初から、2剤の併用も考慮して下さい」という推奨をしている。この家庭血圧 160/100 mmHg に近い値が実際どのレベルであるかについては、症例の年齢、合併症、臓器障害の程度によりファジーな部分がある。この部分は、主治医（読者）の判断ということになるが、The lower, the better. The sooner, the better. の原則がこの判断の際には必要と思われる。

この際、本来は2種合剤も適応になるはずであるが、保険診療上最初から合剤の使用は公式には推奨できない。この部分についても読者が随時判断すべきと思われる。

III度高血圧という重症高血圧に対する特別な降圧薬治療の指針はない。いずれにせよ速やか（The sooner, the better）かつ段階的な降圧が必要であるが、III度高血圧では、1剤による血圧コントロールはほぼ不可能である。このシステムでは、III度高血圧では治療開始時より2剤以上の降圧薬を推奨している。

本システムでは、非ステロイド性抗アルドステロン薬の使用は、いずれの血圧レベル、いずれのリスク層でも広く使用が奨められているが、ことに糖尿病、CKD が合併している時には、この使用は臓器障害の進展予防を目的として奨められる。しかしながら、ことに CKD、糖尿病で ARB/ACE 阻害薬に抗アルドステロン薬を併用した時の高カリウム血症への注意が強調されている。

ネプリライシン / バルサルタン（エンレスト）は第一選択薬の降圧薬としてはまだ推奨されていないが、高齢者を始めとして潜在的な心不全を保有する高血圧の頻度は高く、本システムでは、少量からのエンレストの使用は積極的に奨められている。しかしながら一方で、過降圧への注意も強調されている。

降圧薬としての適応は未だないが、SGLT2 阻害薬や GLP-1 受容体作動薬は、降圧作用の他、臓器保護作用が明らかである。Kidney Disease Improving Global Outcomes（KDIGO）2022 では、CKD 患者における糖尿病管理での第一選択薬として SGLT2 阻害薬を位置づけている。SGLT2 阻害薬の中で、ダパグリフロジン、カナグリフロジンはすでに糖尿病と CKD、ことに糖尿病性腎臓病（DKD）に適応がある。またダパグリフロジン、エンパグリフロジンは慢性心不全への適応がある。従って、CKD や慢性心不全を合併している、あるいは合併の疑われる多くの本態性高血圧でも使用の可能性が広がっている。これは、非ステロイド性抗アルドステロン薬においても同様である。

これ等の使用は、主治医の裁量による所が多いと思われるが、保険診療上の問題は留意すべきである。

高値血圧患者に対する降圧薬療法：生活習慣の是正を図ることは、すべての高血圧患者で当然のことであるが、多くの場合生活習慣是正の指導のみで、高値血圧者といえども、家庭血圧降圧目標 125/75 mmHg 未満を達成することは困難である。最少量の降圧薬を用いた降圧薬療法の開始が奨められる。本システムでは、生活習慣是正の期間については特に触れていない。高値血圧といえども降圧薬療法の開始は、The sooner, the better. が原則と思われる。

本システムでは、高値血圧の人でさえ2種降圧薬を使用しても、家庭血圧 125/75 mmHg 未満に到達しない場合、3種併用を奨めている。

一般的に、高値血圧者の血圧を多剤を用いて家庭血圧 125/75 mmHg 未満まで降圧させることには、抵抗があるだろう。しかしながら、これをやることが、予防医学としての高血圧医療の大変大切なところであると著者は考えている。これをやらないことは、診療イナーシャ（clinical inertia）といえよう。超高齢者、超高リスク対象などを除き、将来の脳心血管病発症・死亡の予防のためには、高値血圧者の血圧を多剤併用を行ってでも家庭血圧 125/75 mmHg 未満にしておくことが大切と思われる。

降圧目標：本システムでは、CKD を有する対象では、蛋白尿が陽性であれ陰性であれ、予防目的及

び治療目的で、家庭血圧 125/75 mmHg 未満を降圧目標にしている。

　JSH2019 においては、蛋白陰性の CKD における降圧目標を診察室血圧 140/90 mmHg 未満、家庭血圧 135/85 mmHg 未満と蛋白陽性の CKD の降圧目標（125/75 mmHg 未満）より高めに設定している。しかしながら、Kidney Disease Improving Global Outcomes (KDIGO) 2021 は、蛋白尿の有無にかかわらず、CKD では診察室 SBP のゴールを 120 mmHg 未満とし、また ESC/ESH, ACC/AHA ガイドラインでは、診察室 SBP のゴールを 130mmHg 未満としている。本システムにおいても、CKD では末期腎不全患者、血液透析患者を除き、家庭血圧 125/75 mmHg 未満を降圧目標とした。これは、高血圧医療の予防医学的側面を強調したものである。

過降圧の判定：降圧療法の過程で、家庭血圧が SBP 100 mmHg 未満を示すと、過降圧と判定し、降圧薬の減量が奨められる。本システムでは、DBP が例えば 50 mmHg 未満に降下しても、SBP が 100 mmHg 以上に維持されていれば、過降圧とは判定しない。これは、強力な降圧薬療法による DBP の低下のリスクは、低い DBP そのものによるものではなく、他の介在因子がリスクとなっているとする SPRINT, ACCORD の研究成績に依っている（図 S134）。

薬剤禁忌、副作用、薬物相互作用：これらに関しては、主だった禁忌、副作用、相互作用を選んで薬剤禁忌判定項や注意事項に記している。詳細な副作用情報、薬物相互作用に関しては、薬剤使用にあたり、添付文書を参照し、これらの詳細を熟知する必要がある。

　「医薬品、医療機器の品質、有効性及び安全性の確保等に関する法律」（令和元年 12 月 14 日施行）によれば、原則禁忌、慎重投与の表記が廃止されたが、本システムでは警鐘をならす意味で、これらの言葉を残した。

リスク判定結果、治療方針の選択：高血圧では、いくつかの合併症を重複して有する場合も多々あるが、その場合、本システムでは主治医が最も注意を要すると思われる合併症（リスク種別）を選択し、選択した合併症に適合する降圧目標、薬剤選択の推奨を取捨選択することになる。本システムでは、複数の合併症（リスク種別）を選択することも可能であるが、それぞれの合併症（リスク種別）に関する注意が提起されるので、主治医は当然患者に最も適切と思われる降圧目標、降圧薬の選択をせねばならない。例えば心不全に CKD が合併した II 度高血圧の場合、心不全に対しては、抗アルドステロン薬が推奨されるが、CKD では、抗アルドステロン薬は高 K 血症に注意せねばならない。

　脳血管障害を有する 75 歳の患者では、両側頸動脈狭窄や脳主幹動脈閉塞のある場合、あるいはそれらが未評価の場合、JSH2019 では、降圧目標として家庭血圧 135/85 mmHg 未満としている。本システムでも一次降圧目標として、家庭血圧 135/85mmHg 未満を設定しているが、多くの臨床の場では、頸動脈、脳主幹動脈の評価はなされていないだろう。その場合本システムは、頸動脈、脳主幹動脈の血管病変の存在の探索を繰り返し推奨している。そして忍容性がある限り、家庭血圧 125/75 mmHg を目指すことを奨めている。

アドヒアランス / コンプライアンスへの警鐘

　本システムは、医療者のイナーシャと患者の服薬アドヒアランス / コンプライアンスの改善を最大の目標としている。従って、「推奨診療情報」の中で、繰り返し、服薬アドヒアランス / コンプライアンスをチェックすることを強調している。また受診ごとに、服薬アドヒアランス / コンプライアンスを確認するチェック項目が用意されている。

Dr. 今井の高血圧診療支援システム（演習）の実際

1. システムを使用するにあたって

　この高血圧診療支援システムは、原則JSH2019ガイドラインに則った診療支援システムです。実際ガイドラインに則った診療を進めようとすると、判断に迷ったり、矛盾を感じたりする場面に直面することがあります。そうした場合、各医師は自分の判断をそこに導入せざるを得ないのですが、高血圧の専門医でない多くの先生方にとっては、とても悩ましい判断を求められることが多々あろうかと思います。このシステムでは、そうした点に関して、本支援システムの作成者（今井）の独自の判断をアルゴリズムの中に取り入れております。そこであえて、「Dr. 今井の高血圧診療支援システム（演習）」と銘打ったわけです（図65）。ここには、作成者のこれまでの臨床経験や臨床研究に基づく判断が導入されております。従って、この支援システムの判断を取り入れるか否かは、先生方の自由意志、自由判断によることを強調せねばなりません。

　本システムは、あくまで、先生方の診療を進める上での判断をいかに支援するか、仮想の患者データを入力することで、演習が可能なものになると考えて作成されたものです。もちろん実際の患者さんのデータを入力して、本システムの提案を参考にすることは可能ですが、それを実際の診療に用いるかどうかは、最終的に先生の判断に委ねられます。このシステムの提案は決して絶対的なものではないことは当然のことです。どうぞ、このシステムの提案は参考的情報と考え、最終的には先生方の御自身の判断を優先させて下さい。

　本システムは、医療者側、患者側の経費負担を軽減するために、Windows端末で仮想サーバをインストールして動作する構成としております。従って、個人情報に関する問題は、あくまで医療者と患者さんの間だけの問題であり、情報漏洩などの問題は生じません。但し、演習においてはこのシステムインストールの手間を省くため、演習用のサーバを期間限定で用意しております。**患者氏名を入力の際はイニシャルを使うなど、個人情報の入力はしないよう、極力ご注意ください。** 以上のようなことを念頭においた上で、実際のシステム運用・演習を行って下さい。

2. 高血圧診療支援システム運用の手引き

　この項においては、高血圧診療支援システムの実際的運用の例を呈示します。

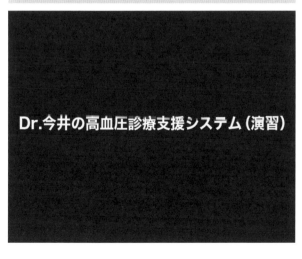

図65　支援システムのタイトル

図66　支援システムの説明

図67 支援システムのトップページ

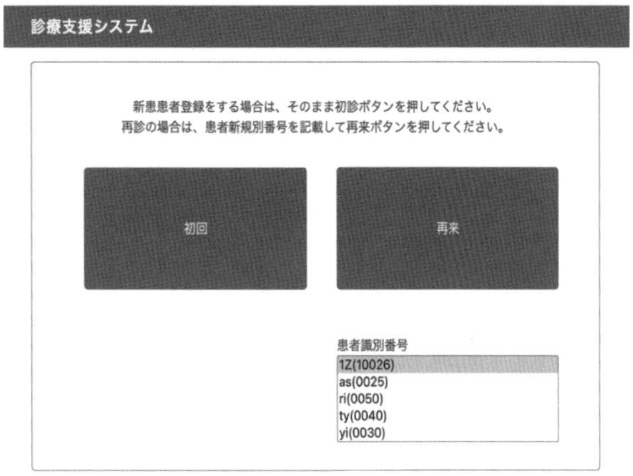

図68 症例

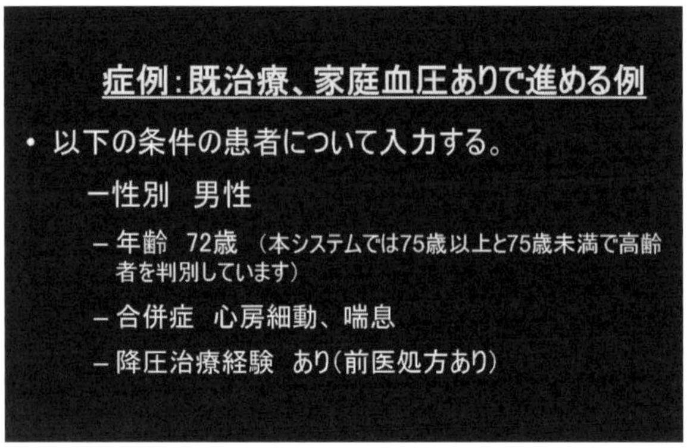

図69 情報入力画面「患者情報 初診」

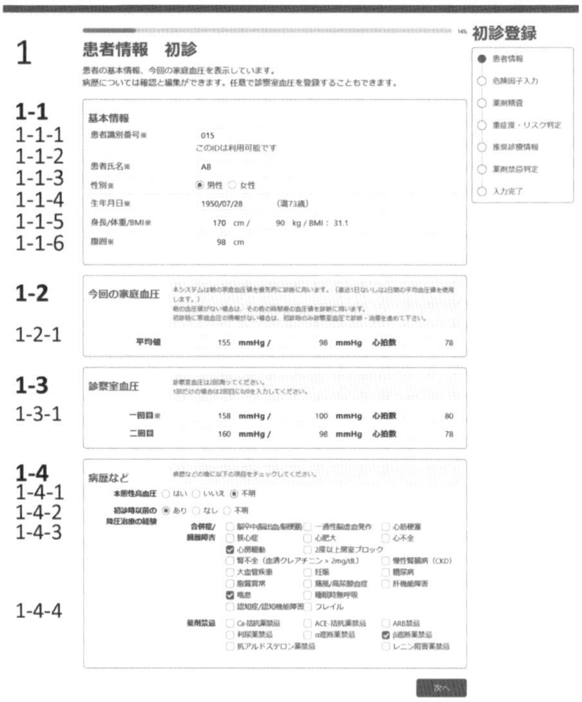

I. 支援システムのプログラムアップロードとログイン

演習を始めるには、まずアカウントを発行する必要があります。新規登録リンクをクリックし、表示される画面でメールアドレスとパスワードを入力してアカウントを作成します。アカウントが発行された後は、ログイン画面で登録したメールアドレスとパスワードを入力してシステムにログインします。ログイン後は「初回」ボタンを押し、患者情報を順次入力していきます。入力の詳細については後述のページで説明します。

II. 新患の登録と診療の進行

これから開始される診療の受診者が新患であるか、再来であるかの画面が呈示されます（図67）。ここでは初回（新患）を選択します。

症例

本患者は、前医で既治療のまま家庭血圧のデータを持参して新患となりました。72歳の男性で合併症として脳卒中の既往、心房細動を有する高リスク患者でした（図68）。

1. 情報入力画面が「患者情報、初診」として表示されます（図69）

1-1 基本情報入力画面で

1-1-1 「患者識別番号」を入力します。ここでは、半角の数字のみで、先生の施設での固有の患者番号あるいは本システムのおける先生の施設の患者さんの通し番号等を入力します。

1-1-2 患者氏名の入力では、個人情報保護のためフルネームの入力は行わないでください。フルネーム以外で先生が患者さんを識別できる形での入力を行ってください。

1-1-3 「性別」を選択します。
（女性を選択すると「妊娠の有無」が聞かれます。）

1-1-4 「生年月日」を入力します。月、日をフルに入力しないとその先に進みません。年、月、日を入力すると満年齢が表示されます。

1-1-5 「身長、体重」を入力します。BMIが表示されます。

1-1-6 「腹囲」を入力します。メタボリック症候群の診断に必要です。

1-2 「今回の家庭血圧」入力

本症例は、受診前に所有する家庭血圧計による記録を持参しているので、

1-2-1 欄に家庭血圧と心拍の平均値をマニュアルで入力して下さい（何日分の血圧の平均でもかまいませんが、一般的には、受診に最も近い2日間の朝の血圧と心拍の平均を入力するのが適当でしょう。持参した家庭血圧と心拍すべての平均値や、何日分かの家庭血圧と心拍数の平均値等、いずれの平均値でも可です。ただし、この後、家庭血圧の平均は、初診と同じ方式で行いましょう。この症例では、家庭血圧 SBP/DBP は 155/ 98 mmHg で、心拍数は 78 拍 / 分でした。

　これら一連の家庭血圧データの入力は、患者さんが所有している家庭血圧計で測定され、紙媒体に記録された血圧値の平均値をマニュアルで入力することとなる。

1-3 「診察室血圧」入力

1-3-1 診察室血圧を測り、1～2回の測定値をマニュアルで入力して下さい。

1-4 「病歴など」を入力して下さい。

1-4-1 本態性高血圧か、それ以外の高血圧かの選択をします。本症例では「不明」です。

1-4-2 初診時以前の降圧薬治療の有無について入力します。本症例では初診以前に降圧薬処方を受けています。

1-4-3 病歴の聴取から、合併症 / 臓器障害の有無をチェックして下さい。本症例は、心房細動の現病がありました。また喘息の現病があります。

1-4-4 これまでに薬剤禁忌があったかが聞かれます。本症例では、喘息の現病があり、β遮断薬は原則禁忌ですので、チェックします。以上の入力を終了し、 次へ をクリックすると、

2. 「危険因子入力」画面が表示されます（図 70-1、図 70-2）。

画面右にインフォメーションとして、初診時の

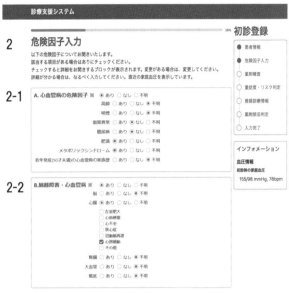

図 70-1 危険因子入力（初診）

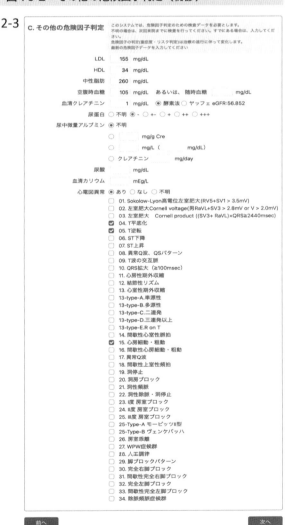

図 70-2 その他の危険因子判定（初診）

血圧情報等が記されています。

2-1 「心血管病の危険因子」をチェックして入力して下さい。本症例では喫煙、脂質異常、肥満、メタボリックシンドロームが選択されました。

2-2 「臓器障害・心血管病」をチェックして下さい。本症例では、臓器障害・心血管病は「あり」で、心房細動がチェックされました。

2-3 「その他の危険因子判定」（図70-2）で、これまで判明している（例えば、持参した前医のデータや検診時データなど）危険因子となり得るデータを入力して下さい。

本症例では、脂質異常と心電図異常がチェックされています。ここで、例えばLDL 155 mg/dlと入力されると、この後「重症度・リスク判定」、「推奨診療情報」の項に反映され、脂質異常というリスク種別が表示されます。これは「患者情報」の病歴や「危険因子入力」の心血管病危険因子の項で、脂質異常がチェックされていなくても、LDL 155 mg/dlに連動して、「重症度・リスク判定」「推奨診療情報」のリスク種別に反映されます。以下の画面では、右欄のインフォメーションには、初診時血圧情報と高血圧重症度、リスク判定結果が記されています。 次へ をクリックします。

3. 薬剤調査画面（図71）

3-1 今朝までに内服していた薬があれば、ここに記します。本症例では前医から、Ca拮抗薬、ARBが処方された状態で初診しました。薬剤グループの ＋ をクリックすると選択可能な薬剤の一覧が表示され、投与量、投与法とともに入力が可能です。

3-2 今朝まで内服していた降圧薬以外の併用薬を記入して下さい。本症例では、前医で抗脂質異常症薬、抗糖尿病薬が処方された状態で初診しました。薬剤グループの ＋ をクリックすると、降圧薬以外の併用薬一覧が表示されますので入力して下さい（ここでは投与量、投与法は問われません。どのような薬が処方されているかのみのチェックです）。 次へ をクリックします。

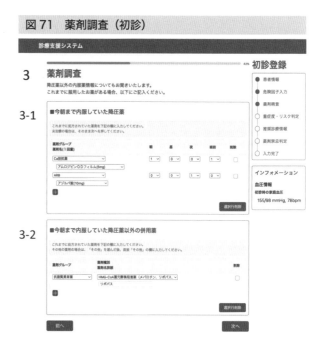

図71 薬剤調査（初診）

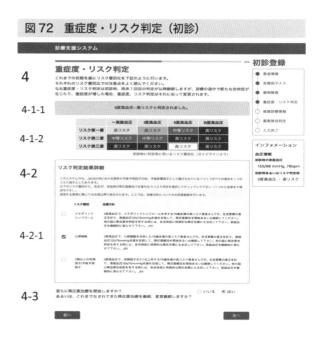

図72 重症度・リスク判定（初診）

4.「重症度・リスク判定」画面（図72）

4-1 ここで本症例の初診時の高血圧重症度とリスクが判定され、文章（4-1-1）とチャート（4-1-2）で示されます。本症例はⅡ度高血圧・高リスクと判定されました（本症例では初診時に家庭血圧記録を持参しておりますので、高血圧の重症度は、家庭血圧値でなされています。もしも初診時に家庭血圧のない場合、初診時の診察室血圧に基づき、診察室血圧の判定基準で高血

図73-1 推奨診療情報（初診）

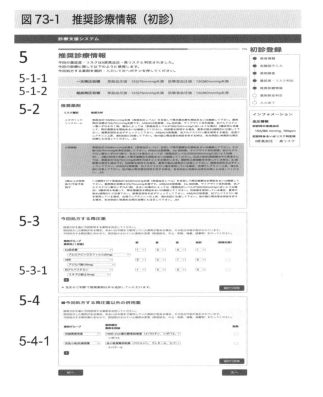

図73-2 推奨薬剤（初診）

の選択と降圧目標レベルが推奨されて表示されます。ここでは、リスク「判定結果詳細」で、心房細動が選択されていますので、心房細動に対する推奨薬剤をはじめとする注意が強調されます。

圧重症度は判定され、右欄のインフォメーションにも診察室血圧での判断であることが表記されます）。

4-2 「リスク判定結果詳細」では、それぞれのリスクの原因となる合併症、危険因子に対する治療方針の基本が示されます。主治医が大切と考えるリスクの種類を選択して下さい。複数の選択も可です。ここでは心房細動が選択されました（4-2-1）。

4-3 ここで、降圧薬療法を開始するか否かが問われます。開始するなら「はい」を、このまま様子をみたいのなら「いいえ」を選択します。 次へ をクリックします。

5.「推奨診療情報」画面（図73-1、図73-2：図73-1の部分拡大図）

5-1-1 本症例での一次降圧目標（まずはここまで下げるべき血圧レベルの目標）。

5-1-2 最終降圧目標（一次降圧目標達成後、忍容性をみてさらに降圧を目指す時の降圧目標レベル）が表示されます（図S9-1）。

5-2 推奨薬剤

それぞれの合併症、リスク種別に沿った降圧薬

5-3 ここで今回処方する降圧薬の選択を行います。4の重症度・リスク判定の所で、「直ちに降圧治療を開始するか？」の問いに「はい」と応じているので（4-3）、ここで薬剤を選択することになります。本症例では、初診時に処方されていたCa拮抗薬、ARBに加え、抗アルドステロン薬を追加して治療を開始することとします（5-3-1）。

さらにここで、これまですでに処方されてきた、あるいは新たに処方する降圧薬以外の併用薬も選択されます。本症例では、HMGCoA阻害薬（リポバス）に、抗血小板薬（エパデール）を追加して処方しています（5-4-1）。 次へ をクリックします。

6.「薬剤禁忌判定」（図74-1、図74-2：図74-1の拡大図）

処方された各薬剤に対する注意事項の選択肢が羅列されますので、該当する項目をチェックすると、合併症、薬物相互作用などに基づく、禁忌を初めとする治療上の注意事項が表記されます（図74-2）。ここで、表記されるものは、各

図74-1 薬剤禁忌判定(初診)1

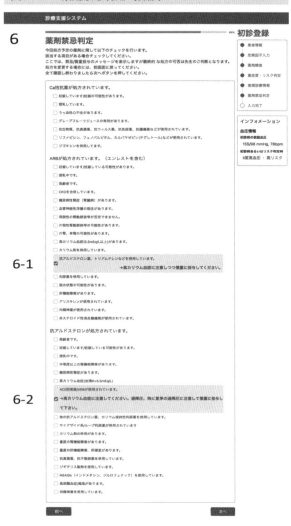

図74-2 薬剤禁忌判定(初診)2

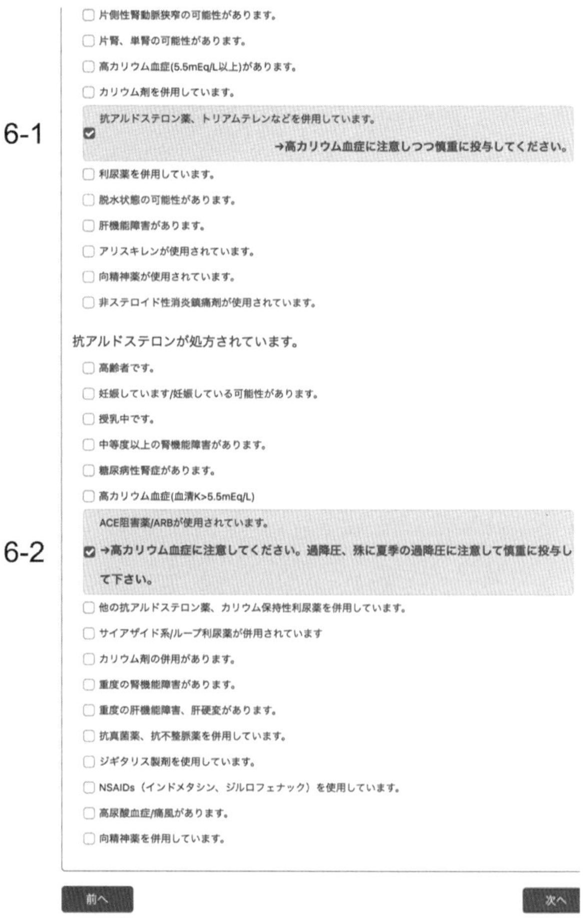

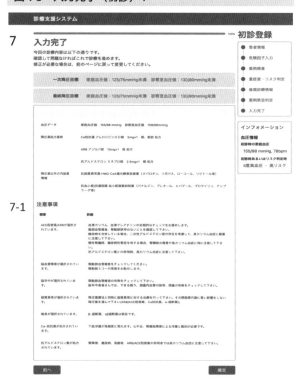

薬剤にとって主たる禁忌を始めとする薬剤情報です。各薬剤に関しての詳細は、各薬剤の添付文書やインタビューフォーム等を参照して下さい。

6-1 本症例では、ARBに抗アルドステロン薬が併用されているので、高カリウム血症への注意が表示されます。

6-2 また抗アルドステロン薬がARBに追加されたことから、抗アルドステロン薬の項で高カリウム血症への注意が表示されます。

次へ をクリックします。

7.「入力完了」(図75)

6までで初診の入力は完了し、そのまとめが7に入力完了画面として表記されています。

図75 入力完了(初診)1

図76 入力完了（初診）2

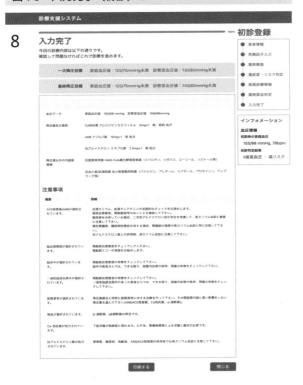

7-1 「注意事項」で各病態、薬剤の使用上、特に注意すべき点をピックアップして羅列しています。 次へ をクリックします。

8. 「入力完了」の確認画面が表示されます（図76）。問題がなければ、確認画面で 閉じる をクリックすると、次回の「再診」に情報伝達されます。

この画面を印刷し、カルテに添付することも奨められます。

III. 再来の登録と診療の進行

1. 再来1回目の受診です。プログラムを開くと初回、再来の画面が表示されます（図77）。
再来を選択します。

1-1 患者識別番号：患者氏名から、初診時に割り振った番号を選択します。本症例では015, ABが選択されます。患者識別番号を選択すると、

2. 「患者情報再診1回目」が表示されます（図78）。

図77 再来1回目

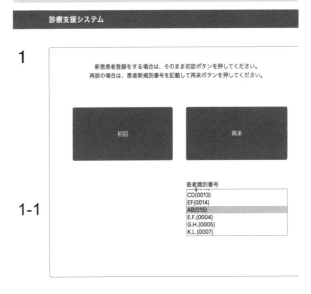

図78 情報入力画面「患者情報 再診1回目」

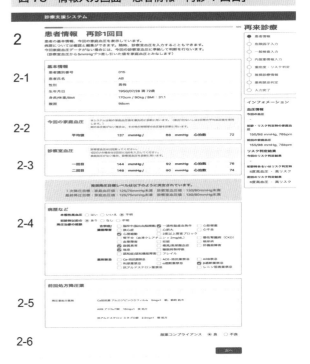

2-1 「基本情報」は初診と変わりありません。

2-2 「今回の家庭血圧」にマニュアルで入力するか、あるいは家庭血圧計に記録されたデータを取り込みます。現状ではマニュアルで入力して下さい。

2-3 「診察室血圧」のデータをマニュアルで入力します。

2-4 「病歴など」で、変更、追加の項目がありま

図79-1 危険因子入力（再診1回目）

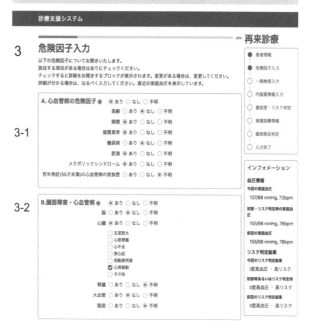

図79-2 その他の危険因子判定（再診1回目）

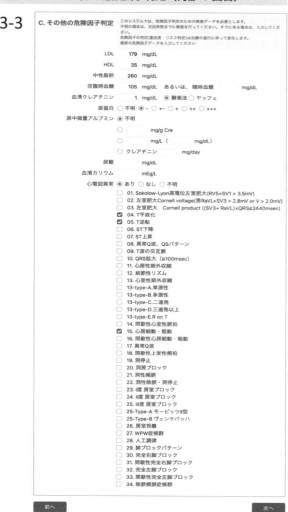

したら、チェックして下さい。

2-5 「前回処方降圧薬」が表示されています。

2-6 服薬コンプライアンスの状況をチェックして下さい。右のインフォメーション欄に、これまでの血圧情報、リスク判定結果などが表示されております。以下の画面でも通してこのインフォメーションは表示されます。

次へ をクリックすると、

3.「危険因子入力」画面（図79-1、図79-2）。

3-1 「心血管病の危険因子」で追加・変更がありましたらチェックしてください。

3-2 「臓器障害・心血管病」で追加・変更がありましたら、チェックして下さい。

3-3 「その他の危険因子判定」で追加・変更がありましたらチェックして下さい。

次へ をクリックすると

4.「一般検査入力」画面（図80）が表示されます。前回から今回の間に施行された、あるいはこれまでに患者さんが保有していた一般検査成績を入力して下さい。この値は医療者側のPCに残りますが、それ以降の受診時に新たな検査成績

図80 一般検査入力（再診1回目）

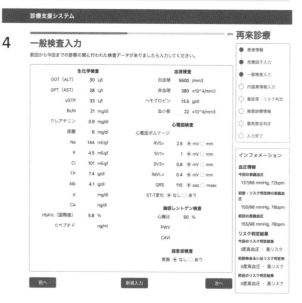

図81 内服薬情報入力（再診1回目）

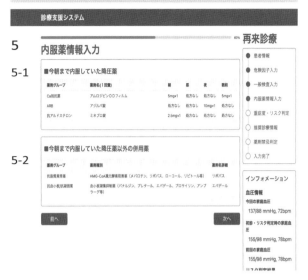

図82-1 重症度・リスク判定（再診1回目）

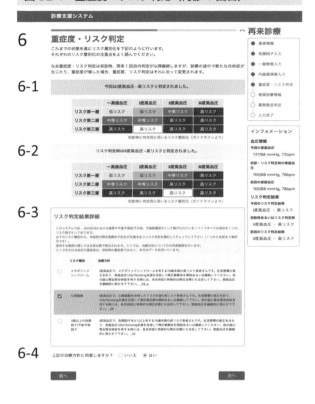

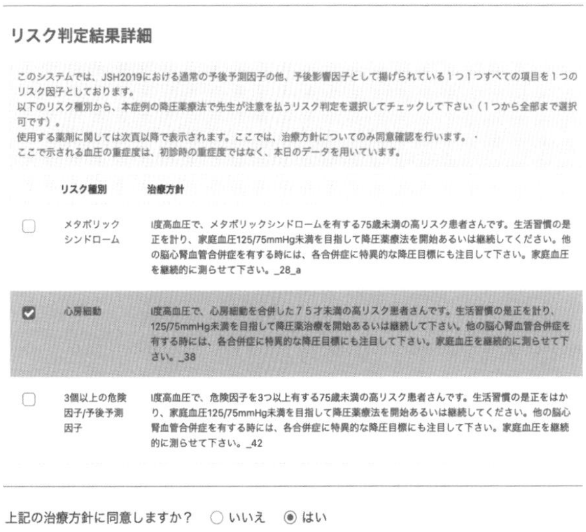

が得られた場合、修正して入力して下さい。入力した日時とそのデータはPCに蓄積されていきますが、これを見るには面倒なIT技術を必要としますので、入力変更の都度、印刷してカルテに保存していくのがよいでしょう。

次へ をクリックすると、

5.「内服薬情報入力」画面が表示されます（図81）。

5-1 「今朝まで内服していた降圧薬」が表示されます。

5-2 「今朝まで内服していた降圧薬以外の併用薬」が表示されます。

次へ をクリックすると、

6.「重症度・リスク判定」画面が表示されます（図82-1、図82-2：図82-1の拡大図）。

6-1 降圧薬療法により、血圧レベルが降下しました。それに従った今回の高血圧重症度とリスク判定結果が表示されます。

6-2 初診でのリスク判定時。リスク判定時の高血圧重症度とリスク判定結果が表示されます。

6-3 「リスク判定結果詳細」が表示されます。重要視するリスク種別の変更・追加があれば、チェックします。高血圧重症度、リスク種別ごとに治療方針の概略が表示されています（図

図82-2 リスク判定結果詳細（再診1回目）

82-2）。

6-4 「上記の治療方針に同意しますか」と質問されますので、同意なら「はい」を選択してください。不同意なら「いいえ」を選択しますが、いいえを選択しても、その先、システムは進行しますので、診療の参考にして下さい。

次へ をクリックすると、

図83-1 推奨診療情報（再診1回目）

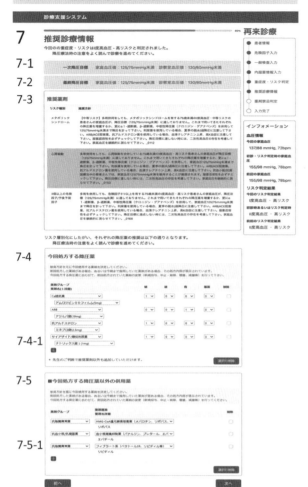

図83-2 推奨薬剤（再診1回目）

7. 「推奨診療情報」画面が表示されます（図83-1、図83-2：図83-1の拡大図）。

7-1 本症例での「一次降圧目標」が表示されます。

7-2 本症例での「最終降圧目標」が表示されます。

7-3 各血圧重症度とリスク種別に沿った「推奨薬剤」を始めとする治療方針の推奨が表示されます（図83-2）。

7-4 「今回処方する降圧薬」が表示されていますが、ここでは、初診時あるいは前回までに処方されていた薬剤が表示されています。+で、今回新たに追加する薬剤を選択して下さい。ここでは、サイアザイド類似薬、ナトリクス1mgを追加しました（7-4-1）。薬剤を減らす場合は、"選択行削除"をチェックして下さい。

7-5 「今回処方する降圧薬以外の併用薬」が表示されていますが、ここでは初診時あるいは、前回までに処方されていた薬剤が表示されています。+で、今回新たに追加する薬剤を選択して下さい。ここでは、フィブラート系薬剤（リピディル）を追加しました（7-5-1）。薬剤を減らす場合は、"選択行削除"をチェックして下さい。次へをクリックしてください。

8. 「薬剤禁忌判定」が表示され（図84）、処方されている各薬剤での禁忌を始めとする処方上の注意が記されていますので、該当する項目をチェックして下さい。

　本症例では、ARBの処方に加えサイアザイド系利尿薬が追加投与されましたので、"ACE阻害薬/ARBが使用されています"をチェックすると、"過降圧に注意して下さい。殊に夏季の脱水、過降圧に注意して下さい。過降圧と判断された場合は、利尿薬を減量あるいは中止して下さい"というコメントが表示されます（8-1）。また（サイアザイド系利尿薬）に"抗アルドステロン薬、トリアムテレンなどを併用しています"をチェックすると、"脱水、過降圧に注意して下さい。殊に夏季の脱水、過降圧に注意して下さい"というコメントが表記されます（8-2）。その他それぞれに対応する注意が表記されます。ここに示される各薬剤に対する禁忌情報、注意情報に関しては、主な情報のみが記されており、

図84 薬剤禁忌判定（再診1回目）

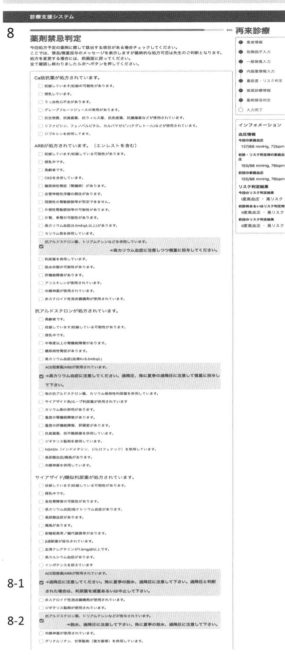

図85 入力完了（再診1回目）

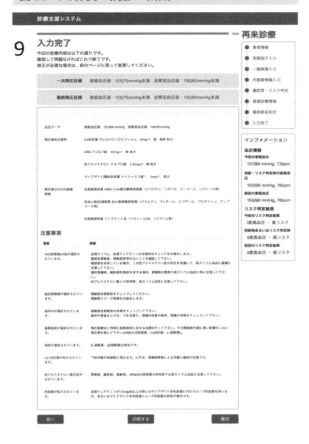

各薬剤に関しての詳細は、各薬剤の添付文書やインタビューフォームを参照して下さい。

次へ をクリックして下さい。

9.「入力完了」画面（図85）

入力完了画面が表示されます。以下は初診の場合と同様な手順となります。

IV. 再来、過降圧に陥った場合

これまでと同様、初回・再来の画面から再来を選択します。

1. 患者情報・再診2回目が表示されます。

1-1 「今回の家庭血圧」は、90/60 mmHgと過降圧の状態にありました（図86）。1回目と同様に操作を進め、

2.「重症度・リスク判定」画面が表示され（図87）

2-1 「今回は高値血圧以下-高リスクと判定されました」と表示され、その表記の下にチャート（2-2）が示されます。このように高血圧重症度の推移と診療の進行とともに到達した血圧レベルにより、リスク判定は変更されます。

2-3 初診、リスク判定時の高血圧重症度とリスクは今回のリスク判定の下に表示されます。

2-4 「リスク判定結果詳細」の表記では、"高値血圧以下"の場合の治療方針の概略が示されます。

図86 再来2回目 過降圧

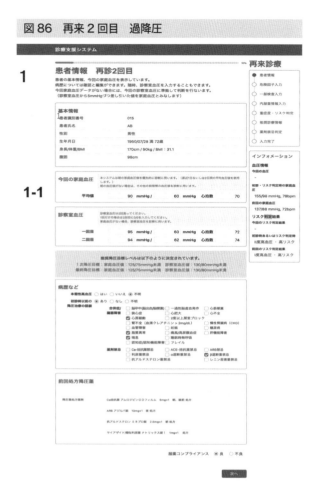

図87 重症度・リスク判定(再診2回目)

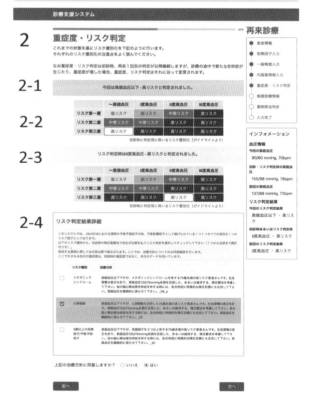

図88-1 推奨診療情報(再診2回目)

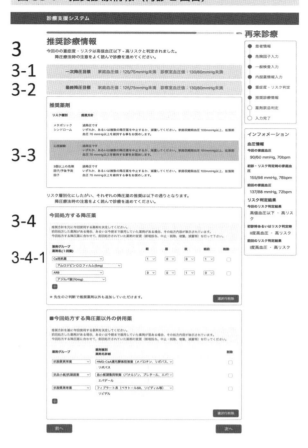

図88-2 推奨薬剤(再診2回目)

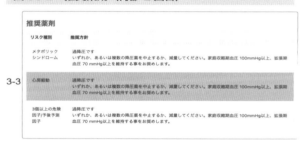

次へ をクリックすると

3.「推奨診療情報」画面が表示されます(図88-1、図88-2:図88-1の拡大図)。

3-1 従来通り一次降圧目標と

3-2 最終降圧目標が表示され、

3-3 「推奨薬剤」の表記で、推奨方針のコメントの中に"過降圧です"の記述が表示され、降圧薬の減量が奨められます(図88-2)。

3-4 「今回処方する降圧薬」で、降圧薬の減量を行います。削除する薬剤をチェック後"選択行

図89 新患、再来で妊娠している女性の場合

図90 重症度・リスク判定（妊娠している女性）

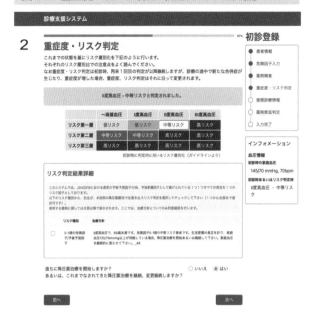

削除"をチェックして下さい。それ以降は、これまでの症例と同様な操作を行います。ここでは、抗アルドステロン薬とサイアザイド系利尿薬を中止しました（3-4-1）。以下薬剤禁忌、入力完了と進みます。

V．新患、再来で妊娠している女性の場合

初診で妊娠が判明している若年女性高血圧者の場合です。

1.「患者情報・初診」の表示の後（図89）

1-1 「基本情報」入力で、妊娠をチェックして下さい。型通り、血圧値を入力し、

1-2 「病歴など」の合併症／臓器障害の項目の"妊娠"が自動的にチェックされます。妊娠していますが通常の操作を進めて下さい。

2.「重症度・リスク判定」画面の表示がされます（図90）これは通常の本態性高血圧の判定と同じに行われています。

II度高血圧・中等リスクと判定されます。次へ をクリックして下さい。

図91 推奨診療情報（妊娠している女性）

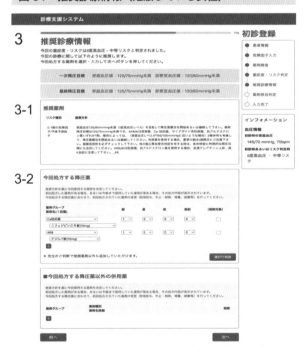

3.「推奨診療情報」画面の表示がなされます（図91）。

3-1 「推奨薬剤」では、II度高血圧・中等リスクの本態性高血圧に対するのと同様な表示がされます。アルゴリズムの都合上ARB/ACE阻害薬、抗アルドステロン薬など、妊娠に禁忌、注意すべき推奨薬剤も表記の中に入っております。し

図92 薬剤禁忌判定（妊娠している女性）

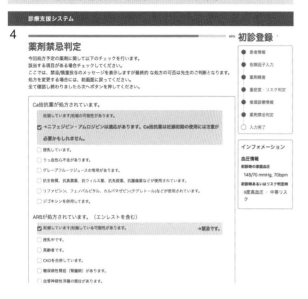

図93 入力完了（妊娠している女性）

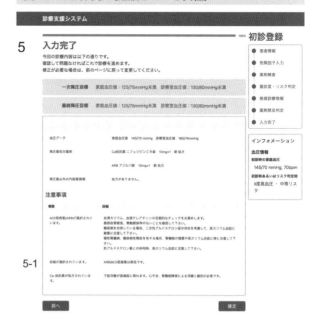

かし、この表記の前に、「妊娠しており、ARB/ACE阻害薬は禁忌です」という注意が表示されます。

3-2 「今回処方する薬剤」でニフェジピンCR錠が処方されることとなりました。

4.「薬剤禁忌判定」画面の中で、妊娠時のCa拮抗薬の使用上の注意が表示されます（図92）。

5.「入力完了」画面（図93）で、「注意事項」に妊娠が選択されていることから、ARB/ACE阻害薬は、禁忌であることが、注意として表示されます（5-1）。またCa拮抗薬の一般的な注意も表示されます。以下の再来は、これまでの症例と同様な操作を行っていきます。降圧目標は、家庭血圧で125/75 mmHg以下と日本妊娠高血圧学会の目標より低く設定しております。

VI. 新患、心腎合併症のある未治療高齢者の場合

本症例は、狭心症、心不全、慢性腎臓病の既往、現病のある超高齢（86歳）の男性です。

1.「患者情報・初診」画面の表示で、型通り、入力を進めます（図94）。

1-2 本症例の場合1-2で家庭血圧165/70と孤立性収縮期血圧が入力されました。

図94 新患、心腎合併症のある未治療高齢者の場合

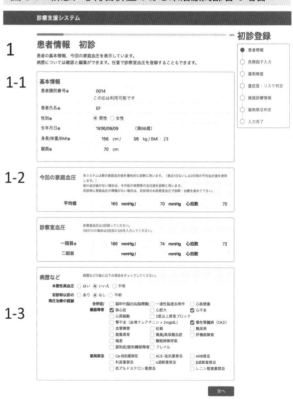

1-3 「病歴など」の「合併症／臓器障害」で狭心症、心不全、慢性腎臓病がチェックされました。
次へ をクリックして下さい。

図95 危険因子入力（心腎合併症のある未治療高齢者）

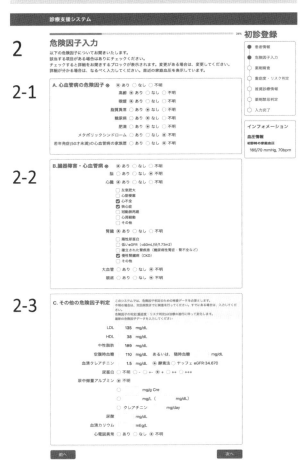

図96 薬剤調査（心腎合併症のある未治療高齢者）

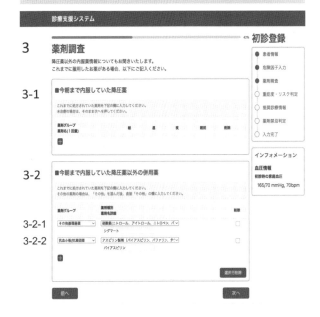

これが入力されました。

次へをクリックして下さい。

4.「重症度・リスク判定」画面（図97-1，図97-2：図97-1の拡大図）

4-1　Ⅲ度高血圧・高リスクと判定されています。

4-2　リスク判定結果詳細では、主治医はリスク種別のうち、腎と心不全に注目しました。超高齢者に対する注意として「高齢者ですので、急激で大きな降圧は危険です。段階的な降圧が奨められます」という表記が入ってます（図97-2）。

次へをクリックして下さい。

5.「推奨診療情報」画面（図98）

5-1　Ⅲ度高血圧ですが、86歳と超高齢者ですので、段階的な降圧が奨められています。超高齢者ですので、一次降圧目標135/85 mmHg未満と高く設定しています。

5-2　「今回処方する降圧薬」で、Ca拮抗薬と、慢性腎臓病、クレアチニン 1.5 mg/dl（**2-3**）があり、ループ利尿薬が選択されています（**5-2**）。

次へをクリックして下さい。

2.「危険因子入力」画面（図95）で、

2-1　「心血管病の危険因子」の"高齢"は、**1-1**に連動して自動でチェックされます。
更に本症例では、喫煙がチェックされました。

2-2　「臓器障害・心血管病」で、心不全、狭心症、慢性腎臓病」は**1-3**に連動して自動でチェックされます。

2-3　「その他の危険因子判定」の各項に入力すべきものがあるなら入力します。
次へをクリックして下さい。

3.「薬剤調査」画面（図96）

3-1　「今朝まで内服していた降圧薬」はありません。

3-2　「今朝まで内服していた降圧薬以外の併用薬」にその他の循環器薬（シグマート）と（**3-2-1**）抗血小板薬（バイアスピリン）（**3-2-2**）があり、

図97-1 重症度・リスク判定（心腎合併症のある未治療高齢者）

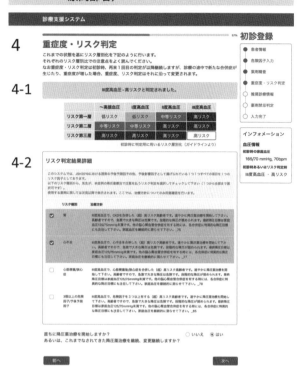

図97-2 リスク判定結果（心腎合併症のある未治療高齢者）

図98 推奨診療情報（心腎合併症のある未治療高齢者）

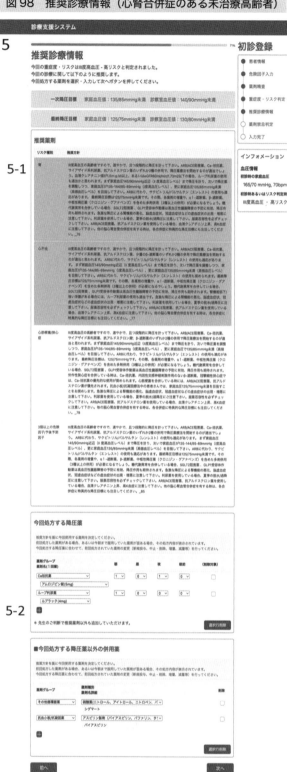

図99 薬剤禁忌判定（心腎合併症のある未治療高齢者）

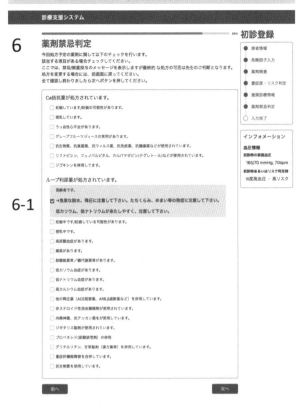

図100 入力完了（心腎合併症のある未治療高齢者）

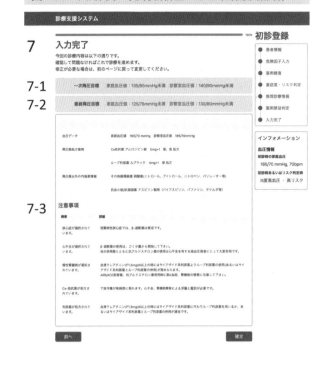

6.「薬剤禁忌判定」画面（図99）

ループ利尿薬使用時の高齢者での注意が表示されます（6-1）。

7.「入力完了」画面（図100）

7-1 一次降圧目標は超高齢者ですので、135/85 mmHgと高く設定しています。

7-2 最終降圧目標は、忍容性があれば、125/75 mmHgです。

7-3 血圧データ、処方内容が記され、「注意事項」が各薬剤、リスク種別になされています。

＊　　＊　　＊

略　歴

今井　潤（いまい　ゆたか）

昭和 40 年 3 月	群馬県立前橋高等学校卒業
昭和 46 年 3 月	東北大学医学部卒業
昭和 49 年 9 月	東北大学第二内科、第二薬理大学院研究生
昭和 54 年 12 月	東北大学医学部助手
平成 3 年 4 月	東北大学付属病院第二内科講師
平成 10 年 12 月	東北大学医学部第二内科助教授
平成 11 年 9 月	東北大学大学院薬学研究科・医療薬学講座教授
平成 12 年 4 月	東北大学大学院医学系研究科・内科病態学講座教授（併）
	東北大学病院臨床治験センター副センター長
平成 16 年 10 月	東北大学 21 世紀 COE プログラムディレクター
平成 22 年 4 月	東北大学大学院薬学研究科医薬開発構想寄附講座教授
平成 29 年 4 月	東北大学名誉教授
平成 29 年 7 月	東北血圧管理協会代表理事
〜令和 6 年 9 月	

図説 高血圧診療概論と家庭血圧に基づく高血圧診療支援システム
―デジタル演習つき

2024 年 12 月 13 日 発行

著　者　今井 潤
発行者　須永 光美
発行所　ライフサイエンス出版株式会社
　　　　〒156-0043　東京都世田谷区松原 6-8-7
　　　　TEL 03-6275-1522　FAX 03-6275-1527
　　　　https://www.lifescience.co.jp

印刷所　三報社印刷株式会社

システム開発協力　野呂 浩一（株式会社 SRIA）

Ⓒ Yutaka Imai 2024
ISBN 978-4-89775-478-9 C3047

JCOPY 〈(社)出版者著作権管理機構 委託出版物〉
本書の無断複製は著作権法上での例外を除き禁じられています。複製される場合は，そのつど事前に，(社)出版者著作権管理機構（電話 03-5244-5088，FAX 03-5244-5089，e-mail: info@jcopy.or.jp）の許諾を得てください。